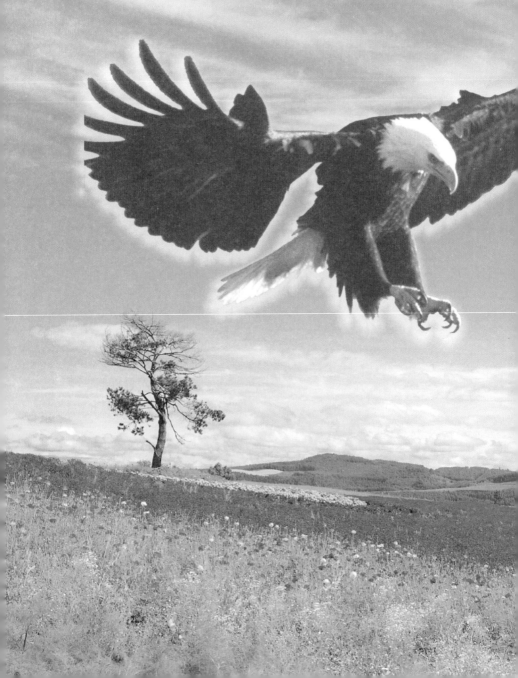

大展好書　好書大展
品嘗好書　冠群可期

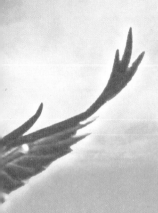

大展好書　好書大展
品嘗好書　冠群可期

快樂健美站

17

彼拉提斯健身寶典

楊文萍　編著

大展出版社有限公司

目　錄

愛上彼拉提斯 ……………………………………………9

　　讓身體與自然、平和

彼拉提斯的淵源 ………………………………………15

　　彼拉提斯與約瑟夫・亨伯特斯・彼拉提斯 …………16
　　彼拉提斯與瑜伽 ………………………………………19

彼拉提斯能帶給我們什麼 ……………………………21

　　增長力量、緊實肌肉、改善體態、美麗容顏、
　緩解壓力……

實現你的最佳體態 ……………………………………25

　　讓骨骼回復自然健康 …………………………………26
　　讓肌肉變得強壯有彈性 ………………………………31
　　你屬於哪種身體類型 …………………………………36
　　你是否擁有良好的體態 ………………………………39

練習彼拉提斯的重要方法 ……………………………45

　　彼拉提斯練習的 8 項原則 ……………………………46
　　掌握正確的呼吸方法 …………………………………49

開始練習彼拉提斯之前 ························53

安全地練習彼拉提斯 ···················54
製定你的彼拉提斯訓練計畫 ···········56
熱身 ·······························58
呼吸式 ··························60
前彎式 ··························62

這是一個經典的彼拉提斯練習，動作看似簡單卻非常有效

轉頸式 ··························64
聳肩式 ··························66
側彎式 ··························68
轉體 ····························72
手臂畫圈 ························74

普拉提練習 ····························76

休息姿勢 ··························77

休息一式——放鬆伸展背部 ··········78

通常在背部練習之後，做這個姿勢伸拉一下脊椎，讓身體得到休息

休息二式——放鬆腹部 ··············80

通常在腹部練習之後，做這個姿勢放鬆腹肌

初級練習 ······················· 81

腹部上捲 ···················· 82
令你的腹部緊實平坦

一百次 ······················ 84
脊椎扭轉 ···················· 88
這是個很好的放鬆練習，它還可以消除腰部脂肪，縮減腰圍

軀幹轉動 ···················· 90
對側起 ······················ 92
可消除腰部脂肪，令你擁有纖細的腰圍

仰泳式 ······················ 94
燕子跳水式 ·················· 96
使背部強壯有力，塑造背部線條，預防背部疼痛，令你的身姿更加挺拔

游泳式 ······················ 98
腿前踢 ······················ 102
腿側抬（大腿外展肌）········· 105
腿側抬（大腿內收肌）········· 108
側腿畫圈 ···················· 110
這個練習可作為腿部練習的結束動作。它可以提高腿部力量，使雙腿結實有型；緊實臀部，改善臀形

單腿畫圈 ……………………………………………………112

肩部橋式 ……………………………………………………114

這個練習可幫助放鬆身體、緩解疲勞和壓力，同時美化臀部、腹部，強健背肌，讓你的姿態更挺拔

屈臂支撐 ……………………………………………………116

脊椎伸展 ……………………………………………………118

貓伸展式 ……………………………………………………120

伸展背部，令你擁有優雅的姿態

滾動式 ………………………………………………………122

增強身體平衡性，有利於保持穩定的姿勢

提高級練習 ………………………………………………125

腹部上捲 ……………………………………………………126

一百次 ………………………………………………………128

使你擁有緊實平坦的腹部

髖部畫圈 ……………………………………………………130

坐姿分腿 ……………………………………………………132

在提高平衡能力的同時，緊實腹部；拉長腿部線條

脊椎扭轉 ……………………………………………………135

十字交叉 ……………………………………………………138

美人魚側彎 ···140

拉長身體側面線條；消除腰腹部脂肪；塑造背部線條，預防肩周疼痛；使手臂結實有型

單腿伸展 ···142
雙腿伸展 ···144

它可令腹部緊實平坦；使肩關節堅固靈活，塑造肩部線條，預防肩周疼痛

燕子跳水式 ···146
擺動式 ···148

美化胸部，背部線條，預防背部疼痛；提高身體的控制能力，令你的身姿挺拔

游泳式 ···150
腿後伸 ···152
腿前伸 ···154

使雙腿、雙臂結實修長；改善臀形；強壯背部；緊實腹部

單腿後踢 ···156
雙腿後踢 ···158
跪姿腿前踢 ···160

它可美化臀形，使雙腿、雙臂結實有型；緊實腹部；強壯的下背部既可使你擁有漂亮的背部線條，又可預防背部疼痛。

肩部橋式 …………………………………………162

康康式 ……………………………………………164

康康伸展式 ………………………………………166

俯臥撐式 …………………………………………168

這是一個全身性的練習動作，身體的每一個部位都能得到鍛鍊，背部得到伸展放鬆。它令你的身體結實挺拔，身材出眾。

拉鋸式 ……………………………………………170

貓伸展式 …………………………………………172

滾動式 ……………………………………………174

放　鬆 ……………………………………………177

呼吸 ………………………………………………179

全身伸展 …………………………………………180

團身 ………………………………………………181

股二頭肌伸拉 ……………………………………182

股四頭肌伸拉 ……………………………………183

坐姿轉體 …………………………………………184

愛上彼拉提斯

「讓身體與自然、平和、滿足的心態共同發展，
從而產生一種發自內心的激情與愉悅」

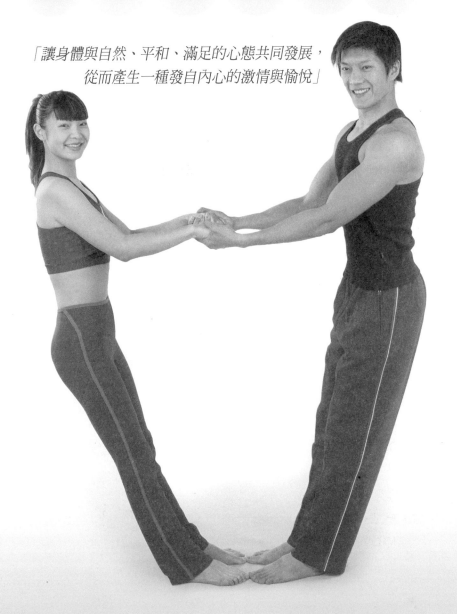

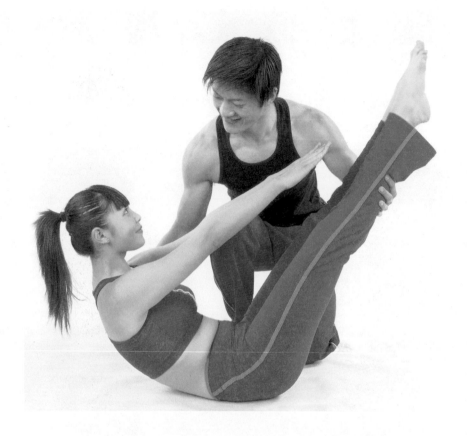

　　西方健身，在運動的激烈與力量的挑戰中，壯骨強筋。

　　東方健身，在寧靜的遐想與柔韌的纏繞裏，養性修身。

　　今天，人們對於「健康」的追求，已經不再僅僅局限於單純的「身強體健」，而是追求「身與心的雙重健康」。特別是隨著工作壓力的日益加重與生活節奏的不斷加快，如何在身體健康的同時，保持情緒的輕鬆、精神的愉悅，從而擁有一顆平靜安詳的心靈，成為現代都市人最迫切的需求。

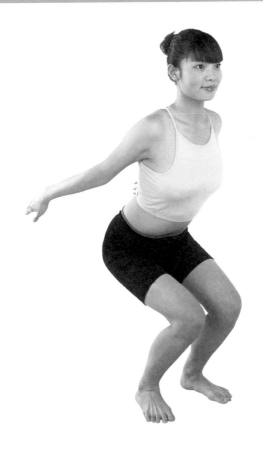

　　這時，當一種將東西方健身術融合在一起，既練身又健心的健身方法來到你的身邊時，你能夠抗拒它的誘惑嗎？它，就是彼拉提斯。

　　上個世紀 20 年代，德國人約瑟夫‧亨伯特斯‧彼拉提斯發明了一種健身術。1945 年，他給這種健身術作出了這樣的定義：「讓身體與自然、平和、滿足的心態共同發展，從而產生一種發自內心的激情與愉悅。」約瑟夫自信地認為，他的健身觀念早於他那個時代 50 年。果然，50 多

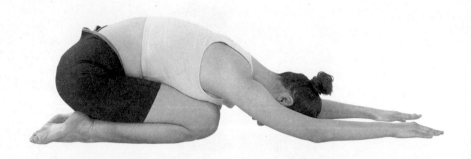

年之後，這種健身術在全球範圍內廣泛傳播，它就是我們今天所說的彼拉提斯健身術。

現在看來，約瑟夫當年的自信不無道理。同最初的彼拉提斯健身方法相比，今天的彼拉提斯已經發生了很大的變化，但它的基本原則和訓練目的沒有改變，是一種身與心的雙重修練。

彼拉提斯是在汲取了東方古老的瑜伽、太極與西方古羅馬、希臘的傳統養生術精髓的基礎上，透過姿勢練習將呼吸、冥想、柔韌和平衡有機地結合在一起，從而達到加強人體核心肌肉、提高柔韌性、改善不良體態、均衡雕塑形體、緩解壓力的多重目的。

彼拉提斯沒有複雜的動作組合，簡單易學。其動靜結合的動作安排，使身體既有緊張也有放鬆，既有節奏的轉換又有放鬆的調息，讓練習者更容易控制身體，減少錯誤姿勢對體態的負面影響。

而且它的運動速度平緩，不會對關節和肌肉產生傷害，在舒緩的狀態下，全身的每一塊肌肉、每一塊骨骼都得到了鍛鍊，適合任何年齡層的人習練。它還可以借助於

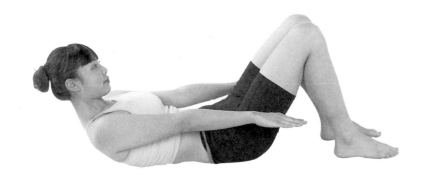

啞鈴、彈力帶等進行全方位的身體訓練。

彼拉提斯的練習目標非常全面，在令全身得到鍛鍊的同時，它主要針對人體的核心肌肉（由腹肌、臀肌、下背肌環繞組成）進行練習，所以對腰、腹、臀等女性重點部位的塑造效果尤為突出。

同其他健身方法相比，彼拉提斯既不像有氧健美操那樣劇烈，也不像瑜伽那樣繁複高深，更不用擔心練出龐大隆起的肌肉塊，卻在重塑你的形體的過程中，讓你真真切切地感受到自己的容顏更加美麗、身材更加挺拔修長、身心更加健康、氣質更加優雅，獲得一種前所未有的自信和美好的感覺，實謂「獨一無二」的健身方法。

如今，在歐美國家，彼拉提斯已成為最時尚、最受歡迎的健身方法之一。許多影視明星、超級名模對彼拉提斯更是鍾愛有加，紛紛把它作為塑身美體、釋放壓力的秘密武器。瑪丹娜雖已 40 多歲，但由練習彼拉提斯，仍然保持著驕人的身材和充沛的體力；好萊塢明星伊麗莎白‧赫莉生產後身材的迅速恢復，也完全得益於彼拉提斯的巨大功效。

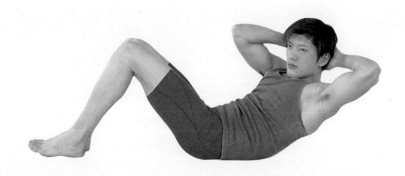

　　如果，你想尋求一種效果顯著的健身方法，想塑造一副迷人身段，想尋求一種運動的輔助練習、運動傷病的輔助治療方法（如困擾辦公室一族的背部疼痛），想舒展緊張壓抑的神經……

　　那麼，認識彼拉提斯吧！只需一塊墊子和十幾分鐘的時間，在舒緩的音樂氛圍裏，在充分放鬆的狀態下，在愜意自在的練習過程中，你會獲得一個具有思想的身體，獲得一個由內而外、身心俱健的全新的自我。

　　一旦認識了它，你就會無法抑制地愛上它。

　　這，便是彼拉提斯無法抗拒的魅力所在。

彼 拉 提 斯 的

淵　源

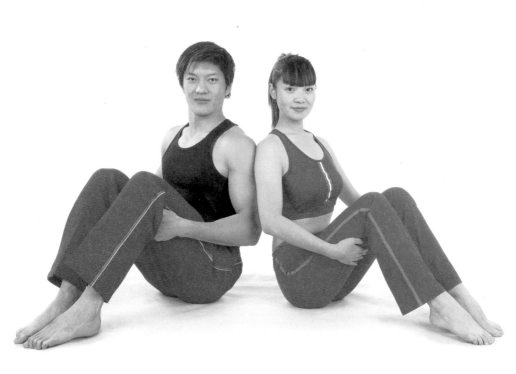

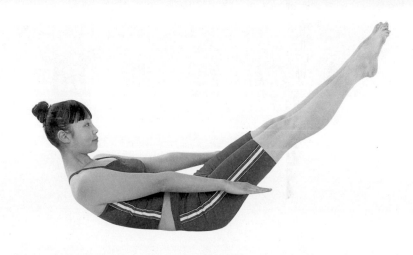

彼拉提斯與約瑟夫‧亨伯特斯‧彼拉提斯

　　1880 年，約瑟夫‧亨伯特斯‧彼拉提斯出生於德國杜塞爾多夫。這是一個天生體弱多病的孩子，他患有佝僂病、氣喘病，還有風濕病。面對各種疾病的折磨，彼拉提斯選擇了無畏的抗爭，他下定決心透過自己的努力戰勝病痛。在同疾病鬥爭的過程中，彼拉提斯先後學習並掌握了體操、滑雪、潛水、防身術、舞蹈、雜技訓練和舉重等多種健身方法，他的身體逐漸變得健康起來。

　　彼拉提斯 14 歲時，已經擁有了健壯的身體和良好的體態，完全可以充當人體模特兒。在學習各種健身方法的過程中，彼拉提斯對人的身體著了迷。他開始研究人體的肌肉與骨骼構成，這對他從事健身事業大有幫助。

　　在健身領域漸漸嶄露頭角的彼拉提斯還善於創新。當他學習了瑜伽和太極之後，將這兩種強調調息與冥想的古

老的東方健身術與強調肌肉與骨骼鍛鍊的西方健身術融會貫通，一種新的健身法由此誕生了。當時，彼拉提斯將這種健身術命名為「控制術（Contrology）」。

1912 年，20 多歲的約瑟夫·彼拉提斯移居英格蘭。在那裏，他以拳擊手、雜技演員兼防身術教練為職。第一次世界大戰爆發，由於來自敵對國，彼拉提斯被打入另冊，同許多德國人一起被禁閉在蘭開斯特和馬恩島上。

在被囚禁期間，一場橫掃英倫的流行性疾病，奪去了幾千人的生命。但許多跟著彼拉提斯一起鍛鍊身體的人卻毫髮未損，這在集中營裏簡直成了一個奇跡。人們這才意識到彼拉提斯健身術的功效。

彼拉提斯還因陋就簡、因地制宜地創造健身環境。他把病人床板下的彈簧拆下，將其安裝在病床上方的牆壁上，這樣他們躺在病床上也能進行康復練習。

彼拉提斯的這種創新與發明可以說是今天遍佈健身房的健身器材的最早雛形，因此，稱他為健身器材的鼻祖並不為過。

病人在跟隨彼拉提斯健身之後，身體狀況漸趨穩定，情緒也變得樂觀積極起來，肌肉更加有力，體形更加勻稱，身體也更加健康。這在沒有練習彼拉提斯之前是不可想像的事情。

第一次世界大戰結束後，約瑟夫·彼拉提斯回到了德國，在那裏他繼續著自己的健身事業。德國軍隊曾邀請他擔任訓練士兵的教官，但被彼拉提斯拒絕。

1926 年，彼拉提斯決定移民美國。在橫渡大西洋的船上，約瑟夫遇到後來成為他妻子的克拉拉，克拉拉當時是

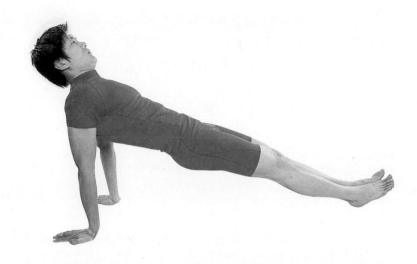

一名護士。「我們的話題大多是在談論健康，以及保持身
體健康的重要性，於是我們決定開辦一家健身工作室。」
克拉拉後來回憶說。

　　夫婦二人在紐約建立了彼拉提斯工作室，地點就在紐
約的芭蕾城。這時，彼拉提斯健身術在舞蹈圈已經頗有名
氣。著名舞蹈家魯道夫・馮・拉班（Rudolf von Laban）
最先將彼拉提斯健身術的部分訓練方法引進了他的舞蹈教
學之中。後來，越來越多的舞者聽說了彼拉提斯，並喜歡
上了這種健身方法，彼拉提斯風靡舞蹈圈。也許正是因為
彼拉提斯的這種歷史淵源，在全世界的彼拉提斯教練中，
80%的人都有過舞蹈練習的專業背景。而且彼拉提斯練習
強調動作的自然流暢與舒展性，這讓彼拉提斯練習者自然
而然地流露出芭蕾舞演員的特徵和氣質。

　　1967年，約瑟夫・彼拉提斯逝世。在他身後，投身於
彼拉提斯健身的人們在繼承彼拉提斯早期健身方法的基礎

上，衍生出了各具特點的彼拉提斯健身方式，統稱為「彼拉提斯」。

　　長期以來，彼拉提斯只是舞蹈家、運動員和演員獨有的健身方法。直到 20 世紀 90 年代，隨著健身運動在世界範圍內的迅速升溫與普及，彼拉提斯才被更多的人認識，並掀起了繼瑜伽之後的又一大健身熱潮。

彼拉提斯與瑜伽

　　安靜的環境、幽暗的燈光、輕柔的音樂、和緩的動作、赤足的墊上練習……似曾相識的感覺，讓人不由自主地聯想起近幾年健身界非常流行的瑜伽。

　　的確，從表面來看，彼拉提斯的一招一式與瑜伽有很多相似之處。比如，彼拉提斯的基本練習動作與瑜伽的體位法練習都屬於姿勢練習；二者都強調姿勢與呼吸的配合；練習環境都要求安靜，赤足練習，等等。

　　但是，彼拉提斯不是瑜伽，它和瑜伽有著本質的區別。這主要體現在東西方運動理念的不同，也可以說是練習目的的不同。起源於古代印度的瑜伽是一種哲學體系，注重由身心合一的練習，達到身體與自然和諧的境界。而起源於西方德國的彼拉提斯，則強調身體肌肉和機能的訓練，體現出了西方人的健身理念。

　　而且，瑜伽的體位法中有很多姿勢是模仿動物的姿態，它的一些擠壓扭轉動作主要針對人體內臟進行練習；而彼拉提斯則講究肌肉本身運動和呼吸調控，它的練習目標集中於肌肉。

從練習形式上講，彼拉提斯強調動作的連續流暢；瑜伽則是形成一個姿勢後，注重保持一定的呼吸次數。

　　從練習效果上講，彼拉提斯和瑜伽都有益於人的身體和精神，屬於身心兼修的健身方法。只是由於彼拉提斯的練習目標集中於肌肉，它在塑造形體方面的效果可能會更直接一些。

　　正如前面所介紹的，約瑟夫・彼拉提斯將東西方的養生方法融會貫通後，創建了這種獨特的健身法。可以說，彼拉提斯是將東西方的運動理念糅合在一起，既注重人體機能的恢復和鍛鍊，又強調呼吸和心靈集中的訓練，使人達到身心和諧統一的完美境界。

彼拉提斯能帶給我們什麼

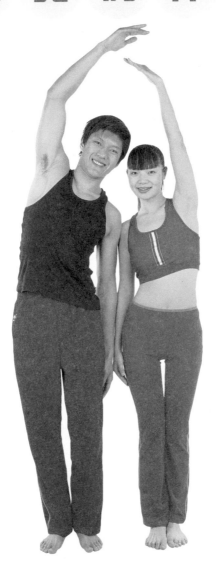

練習 10 次後，你會體會到區別；練習 20 次後，你就能看到效果；練習 30 次後，你就擁有了一副全新的身體。

———約瑟夫・彼拉提斯

　　曾經，彼拉提斯是只屬於舞者、影星、名流顯貴的健身秘笈；今天，隨著人們對健康需求的加溫，對健身方式的更高追求，像古老的印度瑜伽一樣，彼拉提斯正在以一種前所未有的速度從美國走向其他國家，並掀起了世界範圍的彼拉提斯熱潮。彼拉提斯之所以備受青睞，完全是因為它獨特與顯著的功效。

　　下面，我們來看一下彼拉提斯到底能給我們帶來什麼。

改善循環

　　由運動與呼吸的配合及有控制並和緩的動作，改善身體的血液循環。血液循環的改善自然有助於身體的健康，從而提高身體免疫功能。

美麗容顏

　　血液循環的改善可直接導致身體排毒能力的提高，因此，練習彼拉提斯也將有助於皮膚的清潔，讓你的皮膚紅潤無瑕，煥發出動人的光彩。

提高心肺功能

　　彼拉提斯的基本原則之一就是深度呼吸。深長的呼吸可以增加氧氣的攝入量與二氧化碳的排出量。而血液中攜氧量的增加可以大大提高心肺功能。

緩解壓力

釋放壓力，是彼拉提斯的主要功效之一。肌肉的過度緊張使人的壓力感加大，而深長的呼吸及配合呼吸的抻拉練習，可以增強神經與肌肉的鬆弛度。經過了辦公室一天的緊張工作，做一會兒專注於呼吸的普拉提練習，會讓你很快恢復精力，放鬆神經。

加強消化功能

胃和腸也是肌肉，透過練習彼拉提斯可以幫助這些肌肉恢復到輕鬆而健康的狀態，這有助於胃和腸的蠕動。另外，彼拉提斯還有助於減輕壓力，這將直接減少過度分泌的胃酸，從而降低患胃潰瘍及其他胃病的危險。

運動康復

對於舞蹈演員和運動員來說，彼拉提斯練習不但能夠減少運動傷害，它還是一種積極有效的傷病康復手段，它能夠修復運動損傷，對背傷的效果尤其顯著。

增長力量

隨著肌肉力量及關節穩定性的提高，身體的控制能力也在提高，身體的動作比以往更為有效，這其實就是身體力量提高的結果。

緊實肌肉

彼拉提斯可以使全身的肌肉緊實有彈性，讓肌肉變得強

壯而且線條細長，不用擔心練出粗壯的龐大肌肉塊，因為彼拉提斯針對的是深層次肌肉的練習。

改善體態

彼拉提斯能夠讓你的臀部、大腿、胳膊、雙肩等部位的肌肉更加結實而有彈性，雕塑出一副勻稱而強健的好身材。同時這些處於良好狀態的肌肉時刻為身體提供穩定的支撐，令你無時無刻不呈現出良好的身體形態，站立時比以前更為挺拔，即使是在休息時也會呈現出良好的姿勢。

提高柔韌性和靈活性

彼拉提斯還可以提高身體柔韌性，使關節更靈活，整個身體變得更有彈性，從而降低運動傷害。

體操練習的鍛鍊效果是由外至內的，經過一段時間的練習，就可以獲得隆起的強壯肌肉群，效果立竿見影。而一旦停止練習，這種效果就會漸漸消失，體型也會回到過去的樣子。而彼拉提斯所起的作用是由內而外的，也許不會像體操那樣明顯，但是，只要經過一段時間的堅持，益處就會明顯顯現。

更為不可思議的是，即使你停止一段時間的練習，普拉提的塑身效果依然保持。就算在中止長達兩年時間之後重新開始，你的感覺仍然是彷彿昨天剛剛練習過一樣。

透過這種由內而外的身心影響，你會越來越瞭解自己的身體，對自身動作的控制能力也不斷增強，無論是簡單的爬樓梯，還是有一定難度的搬重物，都能輕而易舉地勝任，不再受肌肉拉傷的困擾。

實現
你的最佳體態

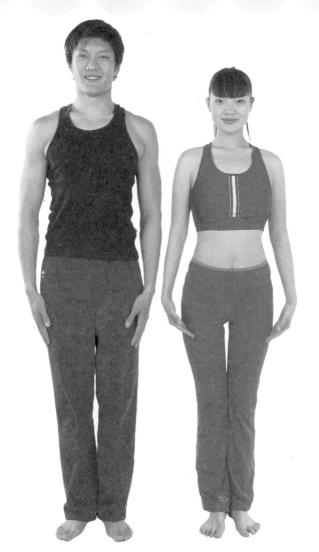

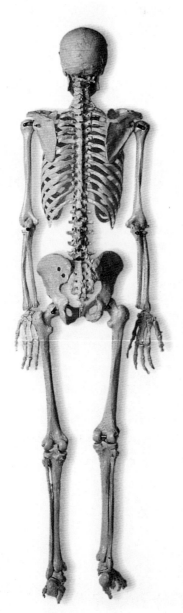

彼拉提斯最吸引人之處在於它塑造人體形態的顯著功效。而彼拉提斯之所以具有如此獨特的功效，原因就在於它的每一項練習都是針對人體不同的骨骼和肌肉而進行的專門練習。

因此，在開始彼拉提斯練習之前，你應該充分瞭解身體的骨骼與肌肉構成，並知道這些骨骼與肌肉是如何協同工作的。

讓骨骼回復自然健康

肩帶、脊柱和骨盆，支撐起人體的軀幹。良好的體態，就意味著脊柱的自然中立、肩帶的平衡與骨盆的端正。讓骨骼系統回復自然健康的狀態，正是彼拉提斯練習的主要目標之一。

此外，彼拉提斯練習還能提高關節的靈活性，增加骨密度，從而降低骨質疏鬆及骨折的危險。

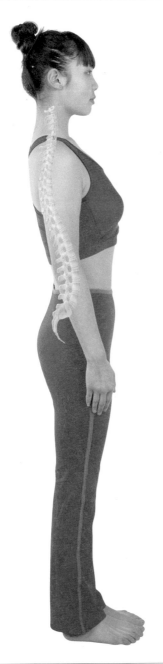

中立的脊柱

脊柱是身體的軸心，由34塊獨立骨骼組成，解剖學上稱其為脊椎（或椎骨）。

從人體背面看，脊柱由上到下是筆直的；從側面看，它分別在頸椎、胸椎、腰椎、骶骨呈現四個自然生理彎曲，這些彎曲在人體運動的過程中充當了減震器和緩衝器。

在開始任何彼拉提斯練習前，應該讓脊柱在一條直線上，處於完全「中立」的狀態：如果你現在正處於站立姿勢，應該既不要過度伸展脊骨減小彎曲度，也不要過度鬆懈造成彎曲度過大；如果你現在正處於仰臥姿勢，不要將後背過分緊張地壓在地面上，腰部同地面應當留有適當的空間。

在練習彼拉提斯的過程中，你還會經常做向前彎腰或者後仰等動作，做這些動作時，脊椎應是一個統一的完整體。

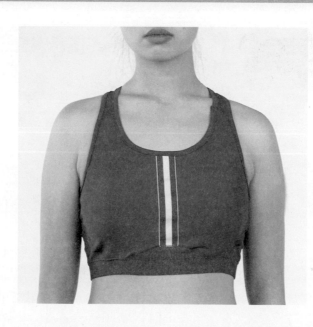

　　你應有意識地讓脊椎骨逐節捲動，避免動作過快過猛。約瑟夫・彼拉提斯把這個過程形象地比喻為「脊椎就像輪子一樣在地面滾動」。

　　脊椎是支撐身體的基礎，如果它的四個自然生理彎曲被改變，或者發生側彎，不但人的體態受到扭曲，對健康也極為不利。

　　彼拉提斯就是針對脊椎的全面加強，讓其恢復自然健康的狀態，從而改善體態，提升健康。

平衡的肩帶

　　肩帶是指構成肩部的骨骼帶，正是通過肩部、胳膊才與人體軀幹聯結在一起。肩帶由鎖骨、肩胛骨以及肱骨（也叫上臂骨）構成。

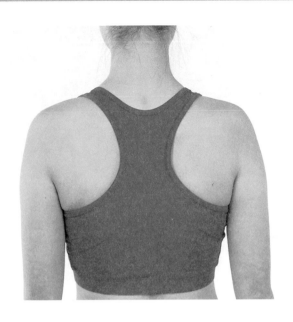

　　雙肩，似乎生來就是承載壓力的。肩背手提，會造成
雙肩一高一低；精神不振，會造成雙肩萎靡懈怠；不良的
工作與生活習慣，還會成雙肩或過度向前收縮，或過分向
後擴展。因此，肩帶的形態，直接反映著人的精神與身體
狀態。而肩帶的各種「畸形」形態，則直接影響著人體的
整體形態。

　　正確健康的肩帶形態，應該是平衡的、自然的、放鬆
的、端正的。因此，若想塑造出朝氣蓬勃、健康向上的體
態，首先要讓你的雙肩回復到自然放鬆的正確姿勢。

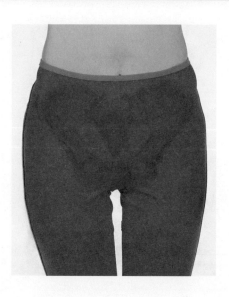

端正的骨盆

　　骨盆由髖骨、骶骨、尾骨以及骨連接構成。骨盆上端同腰椎相連，下端通過髖關節與腿部相連。骨盆是支撐身體的基礎，它的傾斜度過大或過小都會影響到脊椎的生理彎曲度和人的體態。

　　骨盆不端正是一個普遍的現象，它主要是由於不平衡的坐姿造成的。

　　練習彼拉提斯時，骨盆要處於「中立狀態」，既不要刻意地向後頂，也不要刻意地向前挺，讓骨盆處於它最自然的狀態，這樣就不會引起任何同骨盆相連的骨骼、肌肉及神經的緊張，避免背部疼痛。而許多針對髖關節的彼拉提斯練習，可以提高髖關節的靈活性，加大人體的動作幅度，提高身體的穩定性。

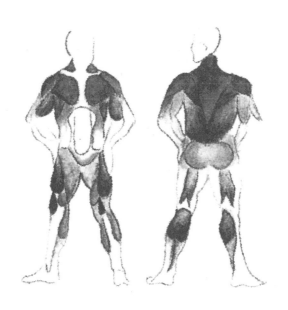

讓肌肉變得強壯有彈性

　　久病臥床的人，肌肉會漸漸萎縮，失去力量。正所謂用進廢退，人體肌肉應該經常得到運動，不斷地有規律地進行伸展與收縮，這樣才能處於有力且富有彈性的最佳狀態。不幸的是，現代生活方式使人們越來越多地處於靜止狀態，無論是坐在車裏還是坐在桌前，肌肉經常被「冷落」在一邊，長此以往，肌肉變得無力而沒有彈性，這就是肌肉的「不健康」狀態。

　　人體所做的每一個動作，都不是由一塊肌肉獨立完成的，而是一組肌肉群共同作用的結果。只有強壯且放鬆的肌肉群才是有力且有效的動作的保證。

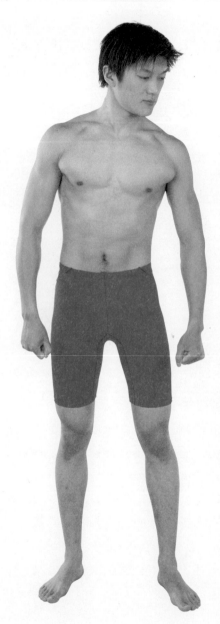

反之，如果肌肉過度放鬆或者過度緊張，任何動作都可能導致肌肉的損傷。而一塊過度放鬆的肌肉還會使它所依附的關節不穩定，結果便是人在做動作時表現緩慢與遲鈍。

由於早在兒童時期就曾經經歷過病痛的折磨，約瑟夫‧彼拉提斯十分重視肌肉的訓練與恢復。他認為只有儘早開始肌肉訓練，才能儘量避免肌肉的功能退化。

正因為如此，彼拉提斯健身術特別強調肌肉的鍛鍊，針對不同的肌肉群，採用不同的訓練方法，從而讓軟弱或處於非自然狀態的肌肉群快速地回歸健康狀態，變得既強壯有力又靈活有彈性。有了強健的肌肉群之後，人體便可以放鬆而正確地完成任何動作。

同其他力量訓練不同的是，彼拉提斯強調靜止中的控制過程，能夠使練習者只

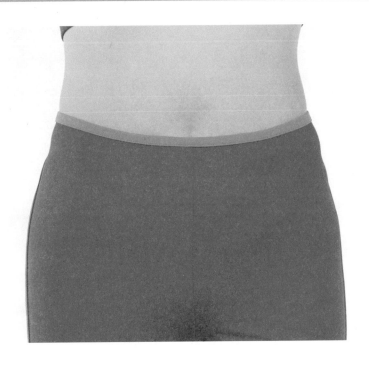

增加肌肉力量卻不加大肌肉體積，令肌肉充滿彈性而又不會加大圍度，細長而有力的肌肉正是今天人們對形體美的追求。

核心肌肉

在彼拉提斯中，核心肌肉也被稱為「力量庫」。它由腹肌、臀肌、下背肌環繞身體組成，起到保護脊椎和骨盆的作用，構成人體的力量核心，控制著身體的其他部分。

彼拉提斯練習針對的主要目標肌肉群就是這一肌肉群。一旦擁有了強壯而高效的「力量庫」後，你的每一個行動都會變得更加容易，也更為流暢，身體也更加挺拔。

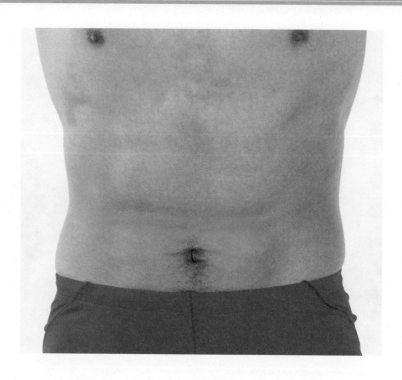

腹部肌群

在核心肌肉中，腹部肌群又對身體起著主要支撐作用。腹部肌群通過恥骨附著在骨盆上。它由腹直肌（我們通常所說的六塊腹肌，位於腹壁的最上層）、腹外斜肌和腹內斜肌（位於腰部兩側和腹直肌下面）、腹橫肌（位於腹壁的最下面，它支撐著胃部）。

腹部肌群的強弱，對我們的體態和健康有著重要的影響。如果腹部肌群薄弱，會使軀幹逐漸前傾，使頸椎、脊椎、胸椎、膝關節承受更大的壓力，引起身體形態的改變；同時，還會引起全身的一連串疾病，如頸椎病、心肺

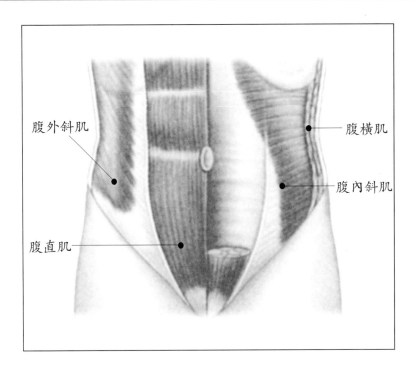

腹外斜肌

腹橫肌

腹內斜肌

腹直肌

功能減弱、膝痛等。

　　而強壯的腹部肌群，可以消除腹部脂肪，使人保持良好的體態；並促進身體健康，如促進內臟消化、排泄系統的功能。強壯的腹肌，還使脊椎能提高承受 40% 的體重能力。

你屬於哪種身體類型

　　人的高矮胖瘦與骨骼肌肉類型，除了後天各種條件的影響之外，很大程度上是由遺傳基因決定的，這就是人的基本身體類型。

　　彼拉提斯固然可以塑身美體，卻不是萬能的，它只可以幫助你回複到最適合你個人的最佳身體形態，卻無法改變你的基本身體類型。

　　美國心理學家威廉‧謝爾敦，根據構成身體的三大部分——頭部、胸部和腹部的表現形態，將人體劃分為外含型、中含型和內含型三大基本類型。

　　按照這種劃分方法，我們會發現，大多數人並不能很絕對地歸類於某種身體類型，而是介於上述三種類型中的兩種之間，擁有兩種類型的某些特徵。

　　開始練習彼拉提斯之後，甚至只是簡單地學習如何正確地控制身體、放鬆並讓身體進入最佳狀態之後，你就會迅速地感覺到自己看起來和原來不一樣了。再過一段時間，隨著肌肉力量與彈性的恢復，脂肪的減少，骨骼與關節回復到原來自然的排列組合，身體的整體形態漸漸回到了它最自然、最放鬆的狀態。

　　這便是彼拉提斯的效果。而彼拉提斯的這種獨特的效果，很大程度上依賴於練習者的身體類型。

　　身體類型是無法改變的，更沒有好壞之分，但是任何一種身體類型都可以有好或不好的體態。彼拉提斯就是要讓你實現最佳的個人體態。

記住，這種自然的身體形態是獨一無二的，它只屬於你。

外含型

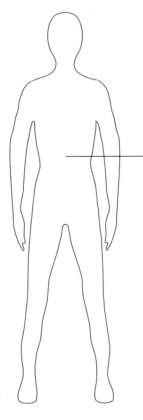

外含型體型的人，典型特徵是雙肩瘦削，四肢修長，又高又瘦。這種人一般代謝率高，體脂低，柔韌性好，不易增長肌肉，但肌肉力量較弱。

中含型體型的人，看起來更像是運動員，在體育項目中往往有良好的表現。他（她）們四肢粗壯，肩寬腰細，肌肉自然發達，體脂較少，容易增減體重。

內含型

內含型身材的人，較外含型與中含型的人看上去短而粗，他們的身體重心更低，通常脖頸粗，身體呈圓形，胸部寬闊，四肢短粗，但手腕、腳腕較細。這一類人的體脂較高，代謝率低，減重困難。

你是否擁有良好的體態

所謂體態，就是一個人站、坐或臥時的身體姿態或姿勢。良好的體態除了給人優美之感，更傳達出內在的涵養與高貴的氣質。

優良體態

面對鏡子站立，從上到下仔細地檢查你的身體姿態，看看你是否擁有良好的體態。40頁圖是良好體態的幾種表現。

這時，讓自己充分放鬆。如果你感覺頸部、後背、雙臂或者是雙腿等部位有緊張的感覺，身體向一側傾倒，你也不必失望，彼拉提斯能對你有所幫助。

人人都希望自己能擁有良好的體態。希望歸希望，在忙碌的工作與生活中，我們中的大多數人都不會特意去關注自己的體態。其實，無論是站立、端坐甚至是睡臥的方式，都會對一個人的身體形態產生顯著的影響。

長期伏案工作、喜歡穿著高跟鞋走路、坐車的時間越來越多、晚上回到家中更是常常陷於沙發之中……殊不知，這種生活方式對人的體態是一種摧殘和破壞，久而久之，我們的身體開始出現各種疼痛與不適，腰彎背駝，脊柱彎曲，身體完全變了形。如果長期保持不正確的姿勢，不但體態受到扭曲，肌肉功能受損，還會給身體的某些部位造成嚴重的傷害。而練習彼拉提斯的人則完全不一樣，他們身材適中而挺拔，挺胸昂首，全身的肌肉緊湊有力。

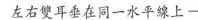

左右雙耳垂在同一水平線上 ————

左右雙耳到肩膀的距離相等 ————

左右雙肩在同一水平線上 ————

髖部在同一水平線上 ————

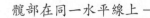

左右雙臂等長，雙手指尖在
同一水平線上，離身體的距
離相等

左右雙膝在同一水平線上 ————

左右小腿肚的外形
與肌肉狀態相同 ————

左右兩側足弓相同，
雙腳平行 ————

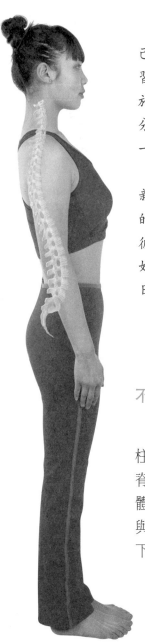

　　清楚地瞭解和判斷自己的體態，是彼拉提斯練習的開始。無論你目前屬於哪一種體態，都應該充分放鬆，讓身體儘量處於一個較好的身體姿態。

　　讓身體的各個部分重新獲得平衡，是彼拉提斯的核心目標。你將在習練彼拉提斯的過程中獲得良好的身體形態，從而糾正日常生活中的不良習慣。

不良體態

　　不良體態最直接的體現就是脊柱的扭曲。從身體側面看，正常的脊柱呈四個自然生理彎曲，錯誤的體態則會導致正常生理彎曲的消失與反弓。一個人的不良體態通常由下面六種表現中的幾種組成。

頸椎前凸

這種體態，頸椎過度後移，頸椎下端的椎骨則過度前移，腦後部與背上部距離越來越短，造成下頜向前翹。由於頸椎骨下端的前移，使頸椎前端韌帶被拉長，功能減弱，導致頸椎關節炎或頸部疼痛、僵硬。

胸部凹陷

這種體態是由於腹部肌肉的力量欠缺造成的，最典型的例子便是啤酒肚。這種體態的人，胃、腸、腎和子宮下垂，軟組織被過度拉伸，內臟器官得不到充足的血液及營養供應，最終出現健康問題。

胸椎強直

這種體態是由於胸椎後部肌肉收縮變短，使胸椎被過分拉伸變得筆直所致。它使神經和肋骨受到擠壓。這種體態的人常會感覺身體疼痛，雙臂震顫。另外，它使內臟器官，如心臟和肺的壓力加大，腦部供血不足，導致這些器官功能的降低。

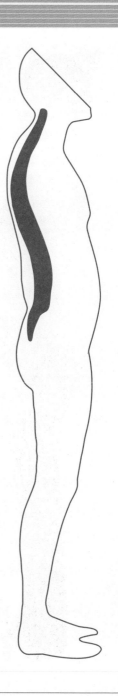

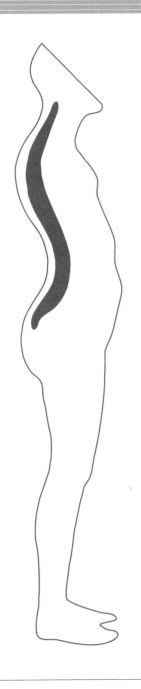

背部凹陷

　　同上述體態相比，這種體態對人的影響與危害是最大的。由於從頭部開始向後傾斜，從頸椎到胸椎再到腰椎，壓力層層加大，這必然導致身體韌帶與肌肉力量的減弱。由於肌肉的無力，這種體態的人通常不能控制自己的行動。

腰椎前凸

　　這種體態讓人感覺這個人正在向後傾倒。腰椎骨的前移導致下背部肌肉力量的減弱與疼痛。同時，腹部肌肉的力量也會受到影響而變弱。另外，胃和腸的位置也被前移，消化系統的功能受到影響。

胸椎後凸

　　這種體態給人的感覺是，這個人正在向前傾倒。它使胸椎後部的肌肉被拉長，前部的肌肉縮短，肌肉力量受到削減，胸部受到擠壓，氧氣攝入量大為降低，從而使心肺功能減弱；而且，這種體態使胃和腸也受到擠壓，導致消化系統出現問題。

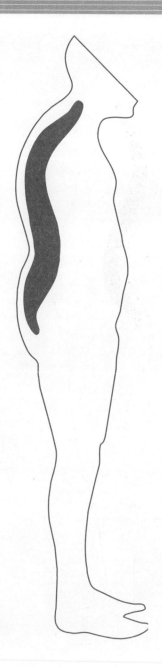

練習彼拉提斯
的重要方法

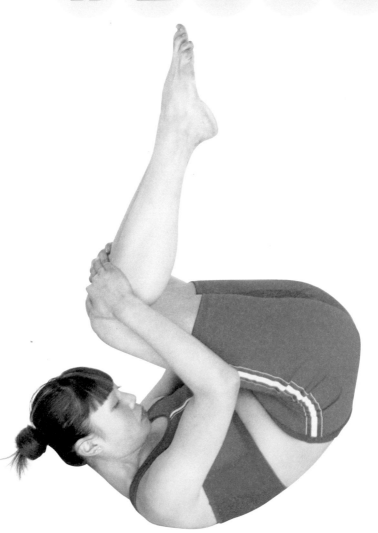

彼拉提斯在其 80 多年的發展歷程中，由於其顯著的健身效果而受到世人的推崇。迄今為止，不但有不計其數的健身者在練習彼拉提斯，同時還有許許多多的專職教練在推廣教授彼拉提斯。

像瑜伽一樣，在這個過程中，為了適應現代人的需要，或者是出於更安全的考慮，或者是出於更廣泛的適應性的考慮，在基本練習動作的基礎上，彼拉提斯也出現了許多練習動作的「變形」，甚至出現了一些新的練習形式，如健身球彼拉提斯、直立彼拉提斯、彈力繩彼拉提斯等。但無論如何變化，其練習目的仍然遵循著彼拉提斯本人所強調的——加強核心部位的力量。正因為如此，無論是何種形式的彼拉提斯，也無論你處於何種健身水準，練習彼拉提斯的基本原則和方法都是一致的。

彼拉提斯練習的 8 項原則

下面是練習彼拉提斯必須遵循的基本原則和掌握的方法。只有正確理解並掌握了這些原則，才能獲得預期的訓練效果。當然，要想做到對這些原則運用自如，得需要一段時間的持續練習才行。

剛開始練習時，你可以每次只集中練習應用其中的一兩點，待熟練後，再逐漸加進其他的訓練原則，逐條增加，直至最後全部掌握。

放　鬆

開始進行彼拉提斯練習之前，花幾分鐘時間靜靜地冥

想，進行深長緩慢的呼吸，放鬆你的身心。無論你是站立還是仰臥，確保你的頭與身體成一條直線，放鬆肩部、背部、腹部、髖部、臀部、雙臂、雙腿、膝蓋、雙腳。放鬆全身，讓心情平靜下來。

專　注

如果經常去健身房鍛鍊，你會發現，很多健身者進行器械力量練習或蹬自行車、跑步等有氧運動時，都是一邊運動、一邊聽音樂或看電視。這種場景若是發生在彼拉提斯練習當中，簡直是不可思議的事情。因為彼拉提斯是一種「思想的運動」，如果不經過大腦的思考，你不可能做好任何練習。

彼拉提斯要求練習時集中精力，把注意力放在練習動作上，由精神的集中而體會肌肉的協調用力。每一個動作都要全神貫注，這樣才能做到身心合二為一。

如果養成了這種習慣，在平日的生活中，你也能體驗到它帶給你的好處——保持清晰的思路、放鬆精神並緩解壓力。

中　心

人體所有的動作、平衡、力量都來自一個強壯的「中心」——由腹肌、臀肌、下背肌環繞身體組成的「核心力量」，彼拉提斯本人把它稱為「力量庫」。如果你的姿態不好或彎腰駝背，說明你的核心力量很弱。

彼拉提斯練習的首要目的就是加強人體的「力量庫」，使你擁有一個良好的身體姿態。在練習過程中，你

始終都要意識到「核心部位」的參與。

呼　吸

練習中注意保持呼吸的自然順暢。用彼拉提斯的胸式呼吸法深呼深吸。運動時用嘴呼氣，靜止時用鼻吸氣。把注意力集中在呼吸上，可以幫助穩定軀幹，延長姿勢的保持時間，減輕肌肉酸痛感。避免屏住呼吸，否則會令你有頭暈等不舒服的感覺。

控　制

動作的全過程要在完全控制之下，不要出現動作的「自動化」，即不用力的慣性動作，也不要盲目追求動作速度，每一個動作轉換都要輕柔、緩慢而優雅。沒有控制的練習只能使鍛鍊效果大打折扣。

精　確

彼拉提斯關注的是練習品質而非練習數量，快速地做動作或簡單地重複很多次動作，都不會讓你的練習有好的效果。彼拉提斯要求的是身體的完全配合，這意味著你要注意動作的每個細節，動作的結構、力度都要恰到好處，並且配合連續的呼吸，集中精力，動作流暢。

做每一個練習前，注意仔細閱讀動作說明，充分理解後再開始，而不要想當然地自作主張。

流　暢

對於這樣一個曾被芭蕾舞演員所極度倚重的健身專

案，強調動作流暢的重要性似乎是順理成章的。練習時，動作要保持優雅流暢，速度均勻，避免忽快忽慢。它也有助於你在日常生活中形成優雅的舉止和協調的動作。

持久性

這在彼拉提斯練習中有兩層含義：

其一，在練習彼拉提斯的動作過程中，要有意識地收縮目標練習肌肉，儘量保持該部位較長時間的收縮。但需注意不要過於勉強自己，遵循循序漸進的原則。

其二，「羅馬城不是一天建成的」。強壯的身體也是如此，想由練習彼拉提斯獲得一副強健的體魄不可能一蹴即至。它需要你堅持不斷地練習，才能達到預期的目標。從現在開始，拋開種種阻礙你開始及堅持鍛鍊的藉口，將你的彼拉提斯練習進行到底吧。

掌握正確的呼吸方法

我們已經知道，正確有效的呼吸對獲得良好的彼拉提斯練習效果十分重要。因此，在開始練習彼拉提斯前，花一點時間學習正確的呼吸方法很有必要。

呼吸是人類自然、本能的一種行為，是我們來到這個世界所做的第一件事，也是最後一件事。很多人把呼吸看成是理所當然的，也幾乎從不會去考慮我們的呼吸方式是否正確。呼吸就是呼吸，難道還有錯有對？

回答是肯定的。充滿了競爭和壓力的現代社會，使許多人的呼吸在快節奏的生活中不知不覺地變得淺顯了。淺

顯的呼吸不利於身體健康，它使我們不能吸入足夠的空氣，血液中的攜氧量也因此大為減少，令我們感覺疲乏倦怠，沒有精神，缺乏活力。

有控制且有效的呼吸是彼拉提斯練習的重要方法，掌握了正確的呼吸方法，也就等於抓住了彼拉提斯練習的精髓。有效的呼吸對任何健身專案都很關鍵。像武術、泰拳、瑜伽等健身項目，都十分強調自覺的呼吸方式的重要性，認為自覺的呼吸有助於精神的平靜和專注，緩解身體緊張，並提高運動能力。在這方面，彼拉提斯也有著相同的要求。

彼拉提斯提倡完全的吸氣，徹底的呼氣。吸氣時讓肺部完全地充滿氣體，呼氣時徹底地排空肺部氣體。每次吸氣時肋骨向兩邊擴張，也就是說將氣體吸滿整個胸腔而不是腹腔；呼氣時肋骨向內收縮，肚臍向內擠壓。我們透過這種呼吸方式保持腹部肌肉的持續收縮和用力，最大限度地加強「核心」部位的力量。

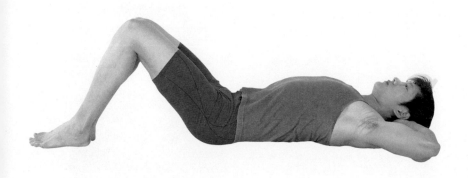

你可以按照以下練習來體會肋骨的收縮與擴張。

1.把雙手放在兩側肋骨上，指尖相觸；

2.吸氣時，觀察你的手緩慢地分開了；

3.呼氣時，觀察你的雙手再次回到指尖相觸的位置。

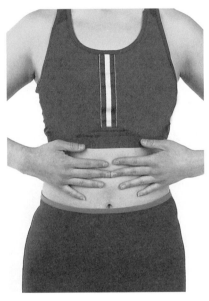

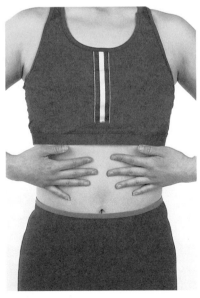

呼吸的一般規律

彼拉提斯練習要求吸氣時用鼻子，呼氣時用嘴。

以下是練習彼拉提斯時呼吸的一般規律。當然，也有些練習的呼吸要求有別於這些一般規律，具體請參照練習動作中的呼吸提示。

1. 在開始做動作前（靜止）吸氣，做動作時呼氣。

2. 身體前彎、收縮或軀幹轉動時，呼氣。

3. 仰臥時，雙臂或雙腿從身體中心抬起或舉起，呼氣；雙臂或雙腿回到中心位置，吸氣。

4. 側臥或俯臥時，抬起身體的任何部位，呼氣；放回地板，吸氣。

5. 四肢著地（雙手及雙腳／雙膝）時，伸展身體、身體的任何部位離開身體中心，吸氣；回到身體中心，呼氣。

開始練習
彼拉提斯之前

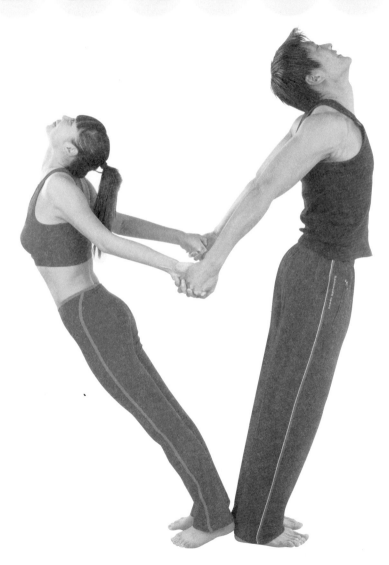

安全地練習彼拉提斯

以下是一些彼拉提斯練習的安全小提示，分為練習前、練習中、練習後三個部分。在你開始練習普拉提之前，花一點時間仔細閱讀本節內容，以後你會知道這一點時間的付出是值得的。

練習前

最好空腹練習彼拉提斯。也就是說正餐的 2 小時後，或加餐的 1 小時後才可以練習彼拉提斯。如果訓練前吃得過飽，在練習中可能會引起胃脹或胃部不適感，而且還會影響到腹部肌群在練習當中的參與用力。

在練習彼拉提斯前，不要飲用大量的水分。經常運動的人都應知道，如果運動前喝了很多水，運動時會感覺胃部沉重，不但妨礙運動正常進行，對胃部的健康也不利。在練習過程中，如果感到口渴可以適量喝水，注意要慢喝、少喝，並且不要喝過於冰涼的水。

如果你患有感冒或發燒，請暫時不要練習彼拉提斯。經期中的女性應避免做劇烈的動作或高強度的練習。

開始練習前如果你感到很冷，可以慢跑一會兒或多重複幾遍熱身動作，讓身體暖和起來。

清空練習場地，確保你的身體在練習時有足夠的伸展空間，不會碰到別人或別的什麼物體。

不要躺在冰冷的地面上練習彼拉提斯，最好躺在墊子、大毛巾上練習，鋪有地毯的地面也可以。

穿著舒適的衣服練習彼拉提斯。稍微緊身一點兒的健身服可令你更準確地感受自己的身體動作。

如果你患有某種疾病或傷病，練習彼拉提斯前，請先向醫生或專業人士諮詢。

練習中

彼拉提斯練習不是競技，也不是高難度表演，更無需和別人進行比較，所以，不必為自己的動作不如別人標準而著急。記住，不與別人比，只和自己的過去比，專心做到自己的最大程度就可以了。

練習中，注意保持持續、深長的呼吸，讓呼吸與動作協調一致，不要憋氣。

練習過程中，如果任何身體部位感到劇烈的疼痛，請立即停止練習，並向專業人士諮詢。

做抻拉練習時，如果被抻拉部位感到不舒服或疼痛，要適當減小動作幅度或動作力度。

練習彼拉提斯，需注意平衡地發展身體。比如，如果做了一個抻拉身體一側的練習，接著就要重複抻拉另一側。

練習後

練習結束後，不要馬上坐下不動或停止身體活動。最好做一些輕柔和緩的活動，如沖澡或慢慢穿上衣服，也可以進行短距離的步行，這將有助於你平穩地回到正常的身體活動狀態。

如果你晚上自己在家裏練習彼拉提斯，請注意不要在

練習結束後，直接上床睡覺。

如果你練習彼拉提斯的目的是減脂塑體，那麼，最好在練習結束後的 1 個小時內不要進食。由於運動後身體的新陳代謝加速，會產生超量吸收的效應，攝入的熱量會被消化系統加速吸收。這樣，你的體重不但減不下去，反而會上升。

製定你的彼拉提斯訓練計畫

相信在看了本書前幾章內容，瞭解了彼拉提斯的神奇效果之後，渴望健康、嚮往健美身材的你已經有些心動了，甚至是躍躍欲試地想馬上開始練習彼拉提斯。

不過，先別著急，請耐心地讀完本節內容，然後靜靜地想一想，製定出你自己的彼拉提斯訓練計畫，再開始全身心地投入吧。

本書主要介紹了彼拉提斯的基本理論和練習方法。在開始練習彼拉提斯之前，建議你一定要仔細閱讀前幾章介紹的彼拉提斯基本理論，包括彼拉提斯的重要練習方法、安全練習提示等，這將有助於你正確地練習彼拉提斯，避免受傷，最終獲得理想的練習效果。

你的彼拉提斯練習計畫應由熱身、練習、放鬆三部分組成。無論你的健身水準處於哪一階段，開始練習前的熱身和練習結束時的放鬆都是不能漏掉的重要內容。

當你剛開始練習彼拉提斯時，每次不要做很多練習動作，只做幾個就足夠了。因為對於初學的你來說，首先面

臨的是掌握並熟悉這些練習動作，而且你的身體力量還不能支持你做很多練習。隨著對練習動作的熟悉和力量的提高，你可以慢慢地逐漸增加訓練內容。

你可以根據自己的健身程度、鍛鍊目的和時間安排，計畫你的彼拉提斯練習。每次 10 分鐘、20 分鐘都行，但不要超過 40 或 50 分鐘。對於工作繁重、時間緊張的現代人來說，每天都拿出一定的時間來練習彼拉提斯，幾乎是不可能的事情，每週練習 2～4 次就足以保證你的練習效果。

做任何彼拉提斯練習時，都要注意保持身體正直，讓脊椎、骨盆處於「中立」的位置；並要進行連續、深長的「彼拉提斯」式呼吸。

另外，在後面的彼拉提斯練習的提示中，你可能會看到「收腹」的提醒。在練習過程中收腹時，只要正常地稍微收縮腹肌就可，不要把腹部收得過緊。否則，當你呼氣時，肚臍向內擠壓就沒有餘地了，你會感到憋氣。

只有當你確信自己已經能夠熟練而輕鬆地完成「初級練習」中的全部練習動作的時候，你才可以轉入「提高級練習」。無論是做什麼級別的練習，都請仔細閱讀動作說明和提示，準確理解動作要求之後，再開始練習。

需要說明的是，雖然本書對彼拉提斯的基本原理和練習方法做了較為詳細的介紹，但它並不能完全取代一個專職彼拉提斯教練面對面的教授及指導。

如果你有條件到健身中心參加彼拉提斯健身課程，那當然是開始練習彼拉提斯的最佳途徑，而本書可以幫助你加深對彼拉提斯的認識和理解。

熱　身

使身體發熱，放鬆關節與肌肉，加大肌肉與關節的伸拉幅度。

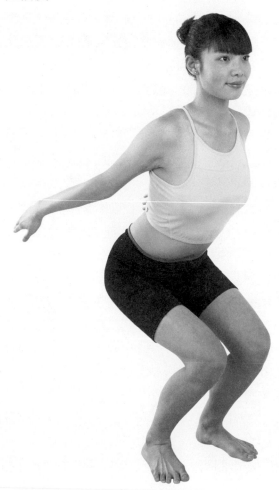

無論你從事什麼運動項目，無論你有多麼健康，也無論你的柔韌性有多好，熱身都是運動過程的一個必不可少的組成部分。它讓你的身心做好進入運動狀態的準備。

　　熱身無需太長時間，動作也不複雜，但如果你想獲得理想的練習效果，並避免受傷，那麼，最好不要跳過這個環節。

　　當肌肉溫度很低時，即便是做最簡單的抻拉動作，也會讓你很容易受傷。熱身練習應該是輕緩的，幅度在你的正常動作範圍之內。它使你的心跳加快，使更多的血液流向肌肉，從而使身體發熱，放鬆關節與肌肉，加大肌肉與關節的抻拉幅度。

　　你可以做 5～10 分鐘的有氧運動來熱身，比如，慢走、慢跑、蹬自行車或臺階器。你也可以由本節介紹的練習來進行熱身。

　　如果你以前從未練習過彼拉提斯，開始的頭一兩個星期你可以只做這幾個動作，同時你可以由這些熱身練習來學習應用本書前面提到的練習原則和呼吸技巧。

　　剛開始練習時，你可以每個動作重複 3～5 次（每側），隨著對動作的熟悉，可增加至 10 次。放鬆、專注、緩慢而穩定地跟著動作說明開始練習，切忌動作過快過猛。也許，這些看似簡單的熱身練習，對你來說已經是個挑戰，但相信不久，你會感覺到自己身體的變化——關節放鬆了，肌肉開始變結實了。

　　等你熟練地掌握了這些熱身動作、練習原則和呼吸方法後，你也可以直接進入彼拉提斯練習。但需注意，必須先從較小的動作幅度開始，隨著每次呼吸逐漸加大動作幅度。

呼吸式

放鬆身心

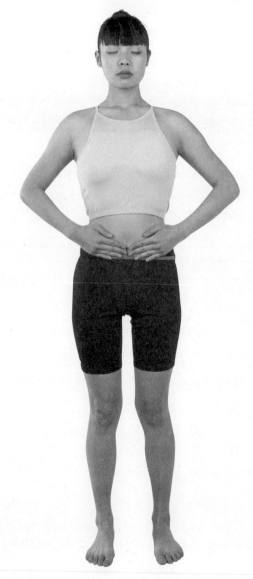

> **目 的**
>
> 　集中注意力，放鬆身心，為即將開始的練習做好準備。

預備姿勢

　站姿。雙膝微屈，雙腳分開，間距同臀寬。把雙手放在腹部位置，全身放鬆。

Action 動 作

1 閉上眼睛。用鼻子慢慢吸氣，想像清潔、充滿能量的空氣進入身體，並充盈你的肺部。

2 用嘴呼氣，想像把體內的氣體全部排出體外。

以這種方式呼吸 3～5 次，讓身體處於放鬆狀態。如果需要，你可以適當延長放鬆時間。

前彎式

這是一個經典的彼拉提斯練習，動作看似簡單卻非常有效。

目 的

放鬆脊椎、肩關節、下背部以及上半身。

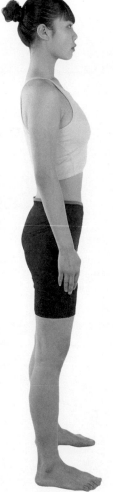

預備姿勢

站姿。身體保持正直，雙腳間距同肩寬，膝關節稍彎，不要鎖定，雙臂放鬆地垂於身體兩側。

提 示

動作過程中，避免動作過快過猛，體會脊椎逐節捲動的感覺。注意向正前方捲動身體，不要向兩側歪斜。保持重心穩定，收腹，肩部放鬆。

Action 動 作

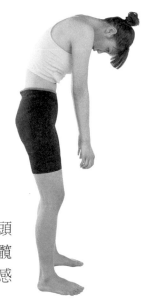

1 吸氣，進一步伸展脊椎。

2 慢慢呼氣，輕輕地低頭使下巴靠向胸部；然後從髖部開始上身慢慢向前彎，感覺脊椎骨逐節地向前捲。

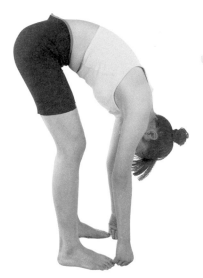

3 前彎到自己感覺舒服的位置。頭和雙臂放鬆地下垂。在動作的最頂端，吸氣。

4 呼氣，身體往回捲起來，脊椎骨慢慢地逐節地向上捲，恢復為開始姿勢。做 3～5 次。

轉頸式

目 的

放鬆緊張的頸部。

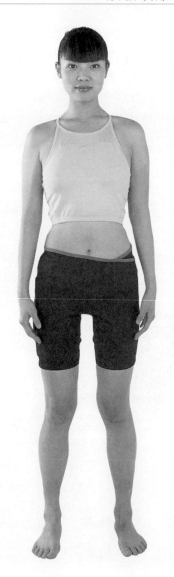

預備姿勢

站姿。身體保持正直，雙腳分開同臀寬，雙膝不要鎖定，雙臂放鬆地垂於身體兩側，沉肩。放鬆，把注意力集中在頸部肌肉的動作上。

提 示

動作幅度不宜過大，轉動頭部時，以它的中心線為軸，直接轉向側面。

Action 動 作

1 吸氣。

2 呼氣，慢慢地把頭轉向右側，頸部拉長，下巴微收。

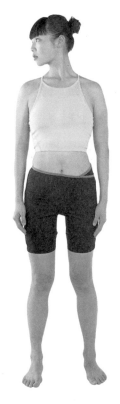

3 吸氣，轉動頭部，回到中間。

4 呼氣，慢慢地把頭轉向左側。

5 吸氣，轉動頭部，回到中間。
兩側交替做。
做 3～5 次（左右各1 次算 1 個動作）。

聳肩式

放鬆肩部

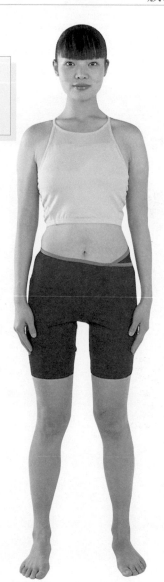

目 的

　　放鬆緊張的肩部、頸部。

預備姿勢

　　站姿。身體保持正直，雙腳分開同臀寬，雙膝不要鎖定，雙臂放鬆地垂於身體兩側，沉肩。放鬆。

Action 動 作

1 吸氣，肩關節向上抬起，向耳朵靠攏。

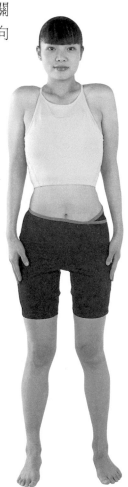

2 呼氣，雙肩下放原回原來位置。做 3～5 次。

側彎式

目 的

伸拉身體兩側，尤其是腰部，同時可活動到脊椎和肩肌部。

預備姿勢

站姿。身體保持正直，兩腳分開與臀寬，膝關節不要鎖定，雙臂放鬆地垂於身體兩側，沉肩。

提 示

開始時動作幅度不要過大。隨著每次呼吸，加大動作幅度。確保只向身體另一側彎曲，避免前傾或後仰。

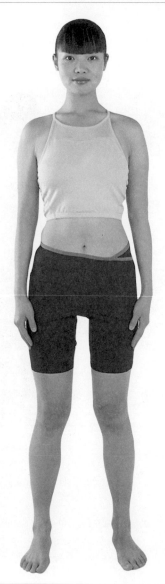

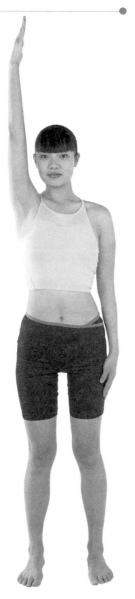

1 吸氣，抬起右側手臂，指尖繃起指向天花板。

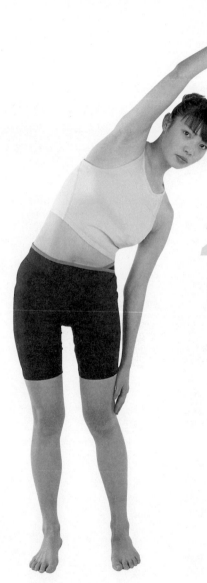

2 呼氣,自髖部開始向左
側彎曲,髖部保持中立,頭
部與手臂保持不動,只是脊
椎在慢慢側彎。

3 吸氣,保持。

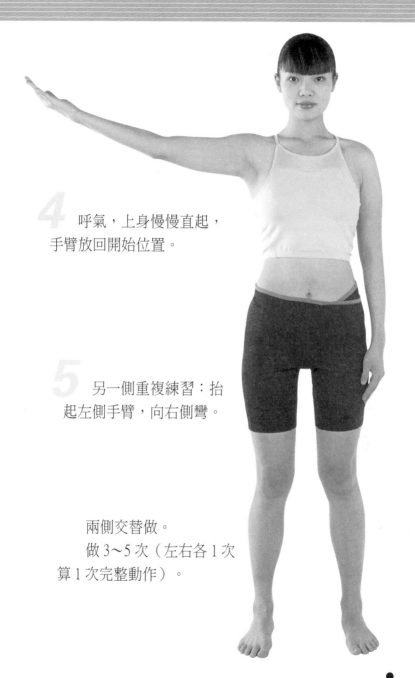

4 呼氣，上身慢慢直起，手臂放回開始位置。

5 另一側重複練習：抬起左側手臂，向右側彎。

兩側交替做。

做3～5次（左右各1次算1次完整動作）。

轉 體

伸拉脊椎，活動上半身

目 的

活動脊椎、腰部、肩關節、腿部，協調身體各部位。

預備姿勢

站立。兩腳分開，比臀稍寬。雙膝微屈，雙臂前平舉，約與地面平行，掌心朝下。上身保持正直。

Action 動 作

1 吸氣。

2 呼氣，身體轉向右側，雙臂也放鬆地隨著身體轉動，兩腳不要離開地面。

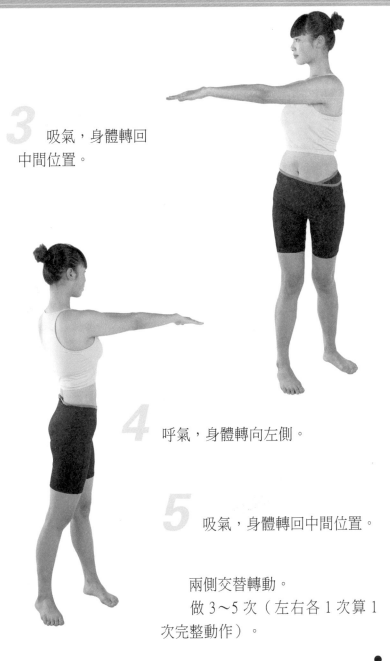

3 吸氣，身體轉回
中間位置。

4 呼氣，身體轉向左側。

5 吸氣，身體轉回中間位置。

兩側交替轉動。
　做 3〜5 次（左右各 1 次算 1
次完整動作）。

手臂畫圈

目 的

活動肩關節、膝關節、頸椎、髖關節、脊椎、下背部，協調身體各部位。

預備姿勢

站立。雙腳分開同臀寬。雙膝微屈。雙臂放鬆地垂於身體兩側。上身保持正直。

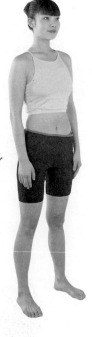

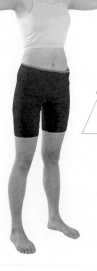

Action 動 作

1 吸氣，雙臂從體側上舉，至與地面平行，掌心向上。

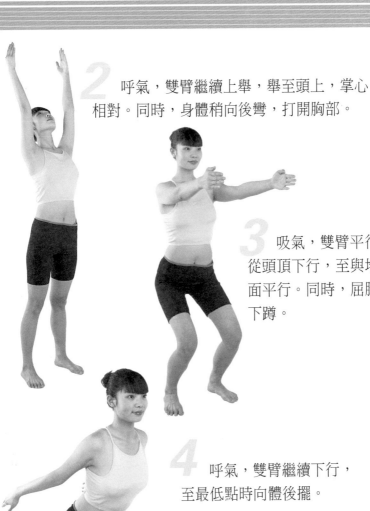

2 呼氣，雙臂繼續上舉，舉至頭上，掌心相對。同時，身體稍向後彎，打開胸部。

3 吸氣，雙臂平行從頭頂下行，至與地面平行。同時，屈膝下蹲。

4 呼氣，雙臂繼續下行，至最低點時向體後擺。

重複做 3～5 次。

提 示
手臂上舉到頭頂時，身體向後彎的幅度不要太大。

Pilates

波拉提斯練習

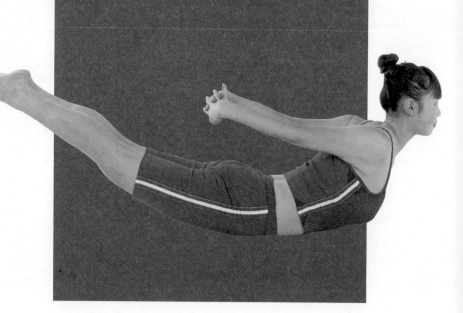

休息姿勢

　　在普拉提斯練習過程中，每當你感覺有些累的時候，可以利用下面介紹的「休息一式」和「休息二式」兩個放鬆姿勢，調整一下呼吸，讓身體得到短暫的休息。

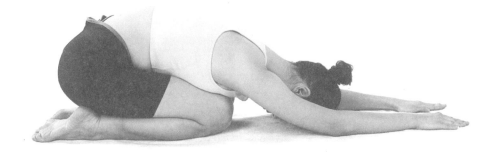

休息一式

通常在背部練習之後，做這個姿勢伸拉一下脊椎，讓身體得到休息

> **目　的**
> 　　放鬆並伸展脊椎、背部、肩部、腰腹部。

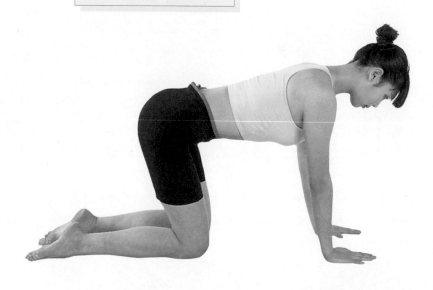

預備姿勢

　　雙膝、雙手撐地，膝關節位於臀部正下方，雙臂與雙肩成一直線，肘關節不要鎖定，面朝下。

如果下背部感到不舒服，請即停止。如果膝關節感到疼痛，可在膝關節後面放一個枕頭，使臀部離開腳後跟，這樣會感覺舒服些。

Action 動　作

1 吸氣。

2 呼氣，身體慢慢向後移動，臀部坐在腳後跟上，然後上身向前彎，雙臂向前伸，放在地板上，讓胸部靠近大腿，頭部放鬆，前額貼在地板上。
保持 2～3 呼吸。

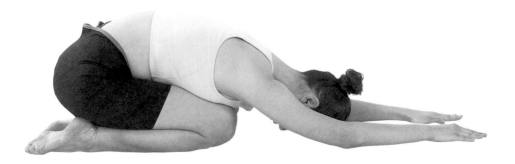

休息二式

通常在腹部練習之後，做這個姿勢放鬆腹肌

目 的

放鬆腰腹部、頸部、脊椎、背部。

提 示

如果你有下背部疼痛的症狀，做這個練習需小心。

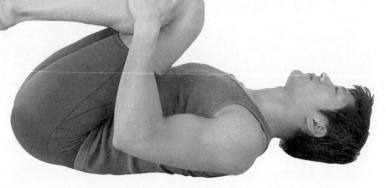

預備姿勢

仰臥。雙手抱膝於胸部上方。

Action 動 作

自然呼吸，感覺脊椎在伸展，腹部放鬆。
保持 2～3 次呼吸。

80　彼拉提斯健身寶典

初級練習

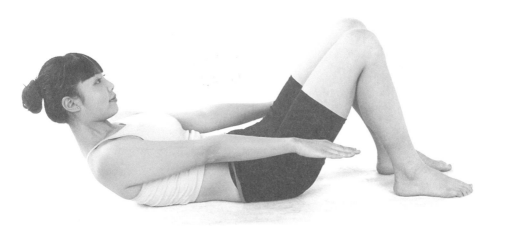

腹部上捲

令你的腹部緊實平坦

目 的

加強腹直肌

預備姿勢

　　仰臥。屈膝 45°，雙腳平放於地。雙臂放鬆地置於身體兩側，掌心向下，脊椎保持正直。

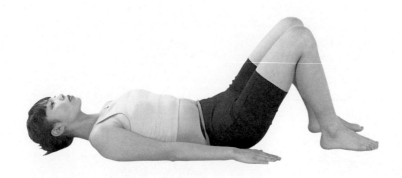

提 示

　　身體上抬時，保持脊椎的正直，避免頸部和頭部參與用力。

　　動作過程中，注意收腹。

Action 動 作

1 吸氣，下巴微收。

2 呼氣，用腹肌的收縮力逐漸抬起頭、肩、背部，使肋骨向骨盆靠攏，想像脊椎骨一節一節地抬離地面。手臂也抬離地面，與肩平行。

3 吸氣，保持。

4 呼氣，慢慢把身體從背、頸、頭逐漸過渡地放回地板。
開始時重複 3～5 次，逐漸增加到 10 次。

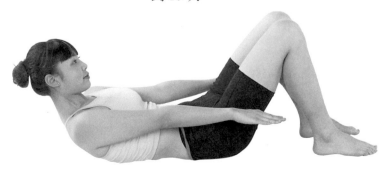

一百次

這個練習稱得上是彼拉提斯最著名、最經典的練習，它綜合了彼拉提斯的主要目的——加強並穩定核心肌肉，同時配合有控制、有節奏的呼吸。它可令你的腹部緊實平坦

目 的

加強腹部肌群，同時它也能鍛鍊到頸部、肩部、脊椎，並提高控制呼吸的能力。

預備姿勢

仰臥。屈膝 45°，雙腳平放於地。雙臂置於身體兩側，不要完全放鬆，掌心朝下，收腹、沉肩。

提 示

手臂上下拍打時，一定要配合呼吸。身體不要過多地離開地面，只要肩部離開地面就可。動作過程中，注意保持收腹。如果感到頸部很累，不能堅持時，可把頭稍放低。

Action 動 作

1 呼氣。

2 呼氣，用腹肌的收縮力使頭部與肩部抬離地面，雙臂也繃緊伸直抬離地面，與肩平行。

雙臂在體側做上下拍打動作，拍打範圍不用太大。向下拍打時，手不要觸地。

動作節奏為吸氣，拍打 5 下；呼氣，拍打 5 下。

3 呼氣，緩慢地把頭、肩放回地面。

開始時手臂上下拍打 20 次，以後隨著腹肌力量的加強，逐漸增加拍打次數，直至達到 100 次，但不要超過 100 次。

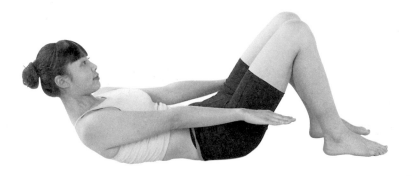

提 高 難 度

預備姿勢
同上。

Action 動 作

1 吸氣。

2 呼氣，一條腿向上抬起，小腿
與地面平行，膝關節位於髖部正
上方。

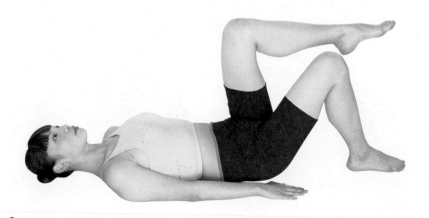

3 吸氣。

4 呼氣，抬起另一條腿，兩腿併攏，繃腳
尖。

5 吸氣。

6 同基本練習動作 2。

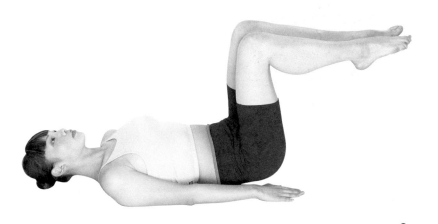

脊椎扭轉

這是個很好的放鬆練習，它還可以消除腰部脂肪，縮減腰圍

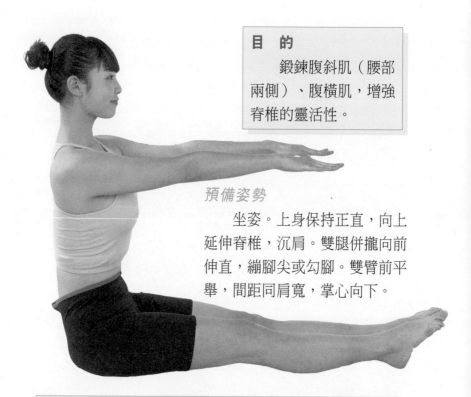

目 的

鍛鍊腹斜肌（腰部兩側）、腹橫肌，增強脊椎的靈活性。

預備姿勢

坐姿。上身保持正直，向上延伸脊椎，沉肩。雙腿併攏向前伸直，繃腳尖或勾腳。雙臂前平舉，間距同肩寬，掌心向下。

提 示

動作過程中，臀部不要離開地面。剛開始時，動作幅度不可過大，隨著練習的深入，可逐漸加大扭轉幅度。

Action 動 作

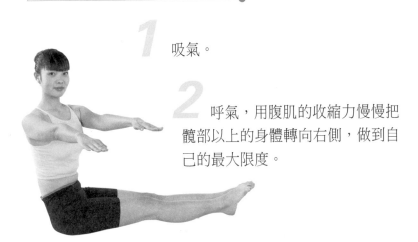

1 吸氣。

2 呼氣，用腹肌的收縮力慢慢把髖部以上的身體轉向右側，做到自己的最大限度。

3 吸氣，慢慢回到開始位置。

4 呼氣，慢慢轉向左側。

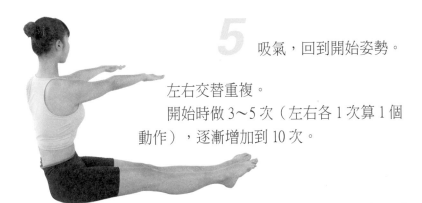

5 吸氣，回到開始姿勢。

左右交替重複。
開始時做 3～5 次（左右各 1 次算 1 個動作），逐漸增加到 10 次。

軀幹轉轉

可消除腰部脂肪，縮減腰圍

目 的

　　鍛鍊脊椎和腹斜肌，對頸部和髖部也有較好的練習效果。

預備姿勢

　　仰臥。雙腿併攏，屈膝，雙腳平放在地上。雙臂於體側打開，與肩平行，掌心朝下。收腹。下背部不要向上弓起，也不要緊緊地貼在地面，要與地面留有適當的空間。

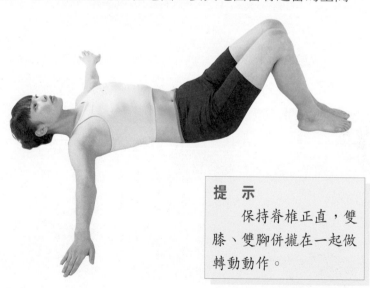

提 示

　　保持脊椎正直，雙膝、雙腳併攏在一起做轉動動作。

Action 動 作

1 吸氣。

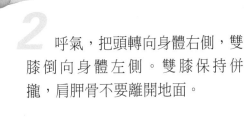

2 呼氣，把頭轉向身體右側，雙膝倒向身體左側。雙膝保持併攏，肩胛骨不要離開地面。

3 吸氣，保持。

4 呼氣，頭部和雙膝分別轉向相反的另一側。

5 吸氣，保持。

6 呼氣，頭部和雙膝回到中間位置。左右交替重複。

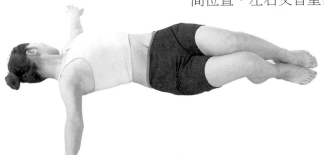

開始時做 3～5 次（左右各 1 次算 1 個動作），逐漸增加到 10 次。

對側起

可消除腰部脂肪，令你擁有纖細的腰圍

目 的

加強腹斜肌（腰部兩側）。

預備姿勢

仰臥。屈膝 45°，兩腳平於於地，兩手輕輕地托起在頸後耳側。

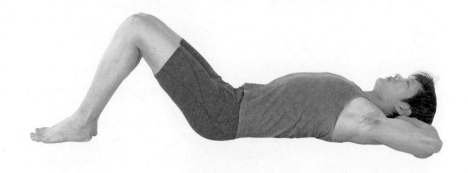

提 示

上身抬起時，雙手不要用力向內擠壓頸椎，只用腹肌的收縮力。

Action 動 作

1 吸氣，下巴微收。

2 呼氣，用腹肌的收縮力抬起上身，同時右肩轉向左膝。

3 吸氣，保持。

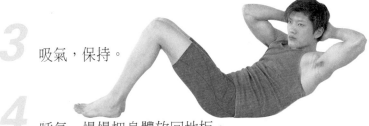

4 呼氣，慢慢把身體放回地板。

5 另一側重複動作：抬起上身後，左肩轉向右膝。

左右交替重複。
開始時重複 3～5次（左右各 1 次算 1 個動作），逐漸增加至10 次。

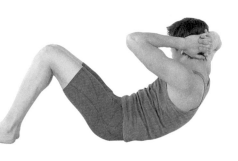

仰泳式

令肩關節有力靈活，塑造肩部線條，預防肩周疼痛，並使手臂線條修長

目 的
穩定並加強肩胛骨及腹肌。

提 示
保持脊椎處於中間位置，注意收腹。

保持雙臂的動作幅度大致一樣。

預備姿勢

仰臥。雙膝微屈，雙腳平放於地。雙臂繃直放於身體兩側，掌心向下。下背部不要向上弓起，也不要緊緊地貼在地面，要與地面留有適當的空間。

提 高 難 度

預備姿勢和動作 1、2 同上。

3. 吸氣，右手臂返回開始位置的同時，左手臂抬起，向後划動，儘量觸及地面。

4. 呼氣，雙臂交替做划動動作，即一側手臂向後划動，另一側手臂返回地面。

Action 動 作

1 吸氣。

2 呼氣，左手臂抬起，向後劃動，盡量觸到地面。開始如果做不到，做到自己的最大程度就可以了。

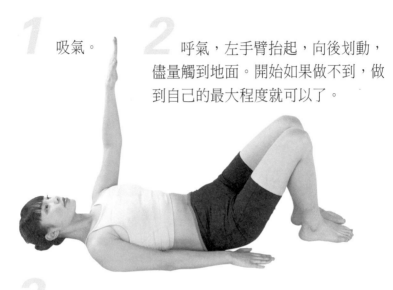

3 吸氣，左手臂返回開始位置。重複動作。

4 換右側手臂練習。
開始時每側重複 3～5 次，逐漸增加至 10 次。

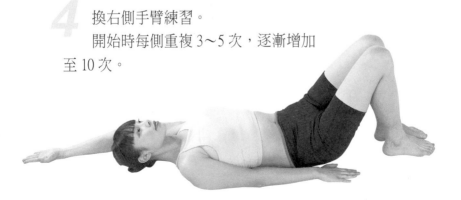

燕子跳水式

使背部強壯有力，塑造背部線條，預防背部疼痛，令你的身姿更加挺拔

目　的

加強背肌，提高背肌的控制能力。同時可以練習到脊椎、肩肌、腹肌及臀肌。

預備姿勢

俯臥。前額貼在地板上或折疊的毛巾上。雙臂置於身體兩側，掌心朝上。腳背著地，腳尖繃起。

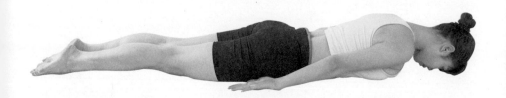

提　示

如果感到下背部不舒服，請立即停止練習。

Action 動 作

1 吸氣。延伸脊椎，下巴微收。

2 呼氣，用背中肌的力量慢慢抬起頭和胸部。眼睛保持向下看，頭不要下垂。

3 吸氣，保持。

4 呼氣，身體慢慢下放。
開始時做 3～5 次，慢慢增加至 10 次。

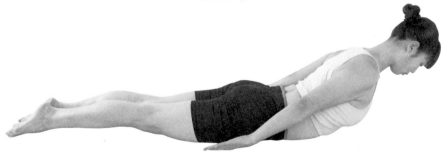

游泳式

　　這個練習看似動作幅度不大，練習效果卻很顯著。它能緊實臀部肌肉，美化臀形；提高背部、肩關節力量，塑造背部、肩部線條，預防背部和肩周疼痛；令雙腿雙臂修長漂亮。

目　的

　　加強背肌、臀肌、肩肌。

預備姿勢

　　俯臥。額頭點地，雙臂放在身體兩側，掌心朝上。雙腿伸直，繃腳尖。

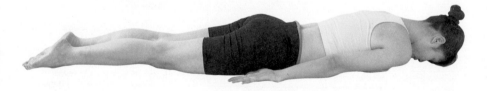

提　示

　　骨盆穩定地貼在地面，脊椎保持正直，處於中間位置。

1 吸氣。

2 呼氣，右側腿繃緊抬離地面。

3 吸氣，回到地面。

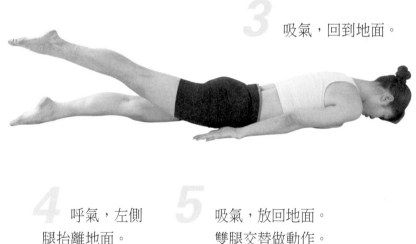

4 呼氣，左側腿抬離地面。

5 吸氣，放回地面。
雙腿交替做動作。
重複3～5次（左右各1次算1個動作），逐漸增加至10次。

6 保持俯臥姿勢，額頭點地，雙腳分開，雙臂前伸，肘關節稍彎，掌心朝下。雙腿伸直，繃腳尖。

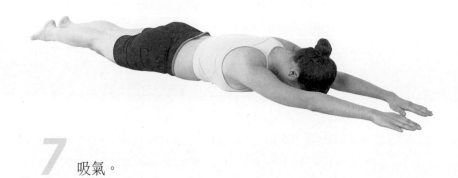

7 吸氣。

8 呼氣，抬起右側手臂和胸部，同時頭也稍抬起，不要下垂。

9 吸氣，放回地面。

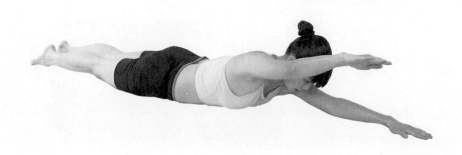

10 呼氣，左側手臂和胸部向上抬起。

11 吸氣，放回地面。
雙臂交替做動作。
做 3～5 次（左右各 1 次算 1 個完整動作），逐漸增加至 10 次。

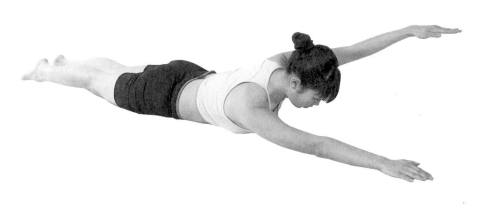

腿前踢

　　強健下背肌，預防下背疼痛，可以提高腿部力量，使雙腿結實有型，緊實臀部，改善臀部；預防下背疼痛。

目 的

　　加強下背肌、臀肌、腹斜肌、股二頭肌，提高「核心部位」的穩定性，協調髖關節。

提 示

　　雖然這是個腿部練習，但在動作過程中要一直意識到「核心部位」的參與用力。

　　如果接觸地面的一側髖關節感覺不舒服，可在下面墊塊厚毛巾。在頭和手臂之間放塊毛巾，可以減輕頸部的壓力。

　　動作過程中，如果感到背部疼痛，請立即停止練習。

　　動作過程中，保持身體的穩定，不要前後晃動，保持收腹。

　　剛開始做這個動作時，你的腿可能向前伸不到90°，沒關係，只要做到自己的最大程度就可以了。隨著時間的推移，你的動作會越來越到位。

1 　側臥。頭放在下面伸直的手臂上，掌心朝上，上方的手臂於體前支撐在地面上。雙腿併攏伸直，上下疊放，並稍微向前移動，與軀幹略成角度。

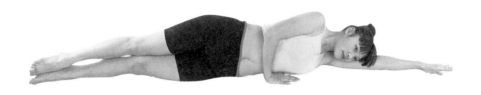

2 　上側腿向上抬起，同髖高，勾腳，膝關節保持向前。收腹。

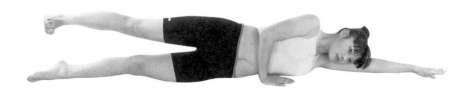

Action 動 作

1 吸氣，上側腿向體前方向踢，與下側腿呈 90°。保持脊椎正直。

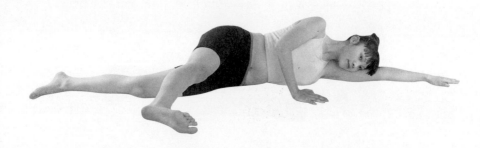

2 呼氣，上側腿繃腳尖，向後返回預備姿勢2的位置。
重複動作。

3 換另側腿做練習。
開始時每側做 3～5 次，逐漸增至 10 次。

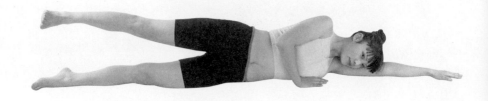

腿側抬 （大腿外展肌）

可以提高腿部力量，使雙腿結實有型，緊實臀部，美化臀形

目 的

加強大腿外展肌（大腿外側）、股二頭肌（大腿後側）、臀肌、腹斜肌、小腿肌，提高「核心部位」的穩定性，協調髖關節。

預備姿勢

側臥。頭放在下面伸直的手臂上，掌心朝上，上方的手臂於體前支撐在地面上。兩腿併攏伸直，上下疊放，並稍微向前移動，與軀幹略成角度，繃腳尖。

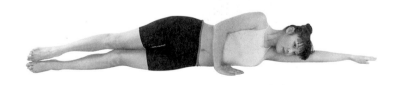

Action 動 作

1 吸氣。

2 呼氣，抬起上面的腿。在動作的最
頂端勾腳。膝關節保持向前。

3 吸氣，慢慢地放回開始位置。
重複動作。

4 換另側腿做練習。
開始時每側做 3～5 次，逐漸增加至 10 次。

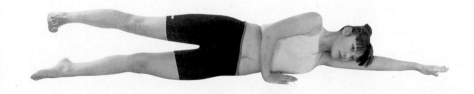

提 高 難 度

預備姿勢同基本練習。

呼氣時，雙腿同時抬起，髖部不要向後傾倒。

吸氣時，雙腿慢慢下放，但不要觸及地面。

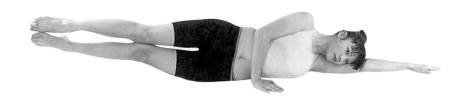

提 示

　　與腿前踢練習一樣，雖然這是個腿部練習，但在動作過程中要一直體會「核心部位」的參與用力。

　　動作過程中，支撐在地上的手臂不要參與用力，背部保持平直，不要弓起。保持身體的穩定，不要前後晃動。

　　動作要流暢而有節奏感。

腿 側 抬 （大腿內收肌）

可以提高腿部力量，使雙腿結實有型，緊實臀部，美化臀形

目 的

加強大腿內收肌（大腿內側）、臀肌、腹斜肌、小腿肌，提高「核心部位」的穩定性，協調髖關節。

預備姿勢

側臥。頭放在下面伸直的左手臂上，掌心朝上。雙腿伸直，上側腿，即右腿，屈膝，右腳置於身體前側，右手抓住右腳腳踝處。左腿稍微向前移動，與軀幹略成角度，繃腳尖。

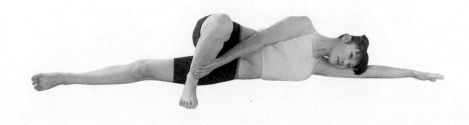

Action 動 作

1 吸氣。

2 呼氣，抬起位於地面的左腿、儘量向上抬高。

3 吸氣，放回地面。
輕輕點地後，立即重複上抬動作。
開始時每側做 3～5 次，逐漸增至 10 次。

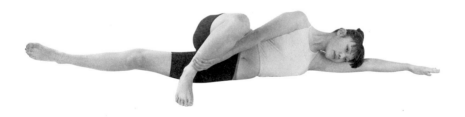

提 示

　動作過程中，保持身體的穩定，不要前後晃動，注意收腹。位於地面的腿上抬時，注意垂直抬起。

側腿畫圈

這個練習可作為腿部練習的結束動作。它可以提高腿部力量，使雙腿結實有型，緊實臀部，改善臀形

預備姿勢

1. 側臥。頭放在下面伸直的手臂上，掌心朝上，上方的手臂於體前支撐在地面。兩腿併攏伸直，上下疊放，並稍微向前移動，與軀幹略成角度，繃腳尖。頭與脊椎保持在一條直線上。

2. 抬起上側腿，與髖同高，保持膝關節朝前，不要轉動。

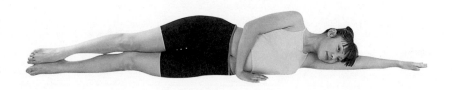

目　的

　　加強髖肌、臀肌、大腿肌、腹斜肌，提高髖關節的靈活性。

Action 動 作

1 吸氣。

2 呼氣，開始用上抬腿畫圈。
向前畫 5 圈，再向後畫 5 圈。
畫的圈不要太大。

3 吸氣，慢慢回到預備姿勢 1。

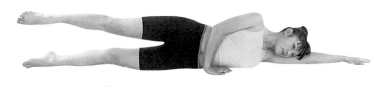

4 換另側腿練習。
開始時每側腿畫 5 圈，逐漸增至 10 圈。

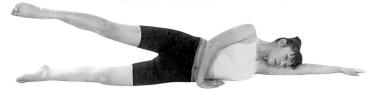

提 示

　　動作過程中，注意你的腿是以髖關節為軸做畫圈動作。

　　不要僅僅只是轉動腳或腳尖。保持身體重心穩定，避免前後晃動。

　　保持連續呼吸。

單腿畫圈

對於辦公室一族或經常以車代步的人來說，這是一個理想的活動髖關節、伸拉臀肌和大腿內側肌肉的練習，它可使你的動作靈活，姿態舒展

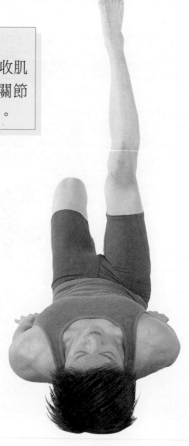

目　的

伸拉並加強臀肌、大腿內收肌（大腿內側肌肉），提高髖關節的穩定性，還可以鍛鍊到腹肌。

預備姿勢

1.仰臥。屈膝，雙腳分開同臀寬，平放於地。雙臂分別置於身體兩側，掌心向下。收腹。下背部與地面留有適當的空間。

2.右腿向上抬起，指向天花板，繃腳尖。

Action 動 作

1 抬起的右腿按逆時針方向畫圓圈。

呼氣時，向低處畫圈；吸氣時，
向高處畫圈，並回到開始位置。

（腿部所畫的圓圈實際上有點像
字母「D」的形狀）

2 換左腿重複練習。

每側重複畫 3～5 圈，
逐漸增至 10 圈。

提 示

動作過程中，注意保持數腹；臀部保持固定不動，
避免左右晃動。

儘量把腿伸直，如果做不到可以稍微彎曲。

動作幅度不要太大。

提 高 難 度

如果你感覺這個動作難以完成，可按以下指導做：抬
起的一側腿不用伸直，而是屈膝，把手放在膝蓋上。在手
臂許可的範圍內做畫圈動作。

肩部橋式

　　這個練習可幫助放鬆身體、緩解疲勞和壓力，同時美化臀部、腹部，強健背肌，讓你的姿態更挺拔

目　的
　　伸拉脊椎，伸展身體，加強豎脊肌、腹肌、背肌、臀肌、股二頭肌。

預備姿勢

　　仰臥。屈膝，雙腳平行分開，與臀同寬。雙臂放鬆地置於身體兩側，掌心向下，收腹，沉肩。

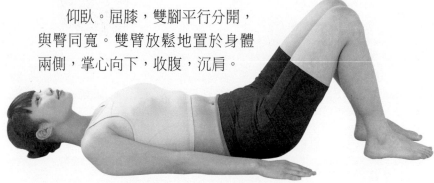

提　示
　　注意不要猛然地抬起脊椎，上抬動作要緩慢地從骨盆開始，逐漸過渡到肚臍、肋骨，最後到達肩部。在動作的最頂端，肩部放鬆。
　　如果患有腰間盤凸出，請不要嘗試這個練習。

Action 動 作

1 吸氣。

2 呼氣,慢慢地抬起臀部,感覺脊椎骨逐節地離開地面,直到肩胛骨在地面支撐住身體。從肩關節到膝關節成一條直線。

3 吸氣,保持,注意收腹,收臀。

4 呼氣,脊椎骨逐節地放回地面,從上背部逐漸到尾椎骨還原成預備姿勢。開始時重複 3～5 次,逐漸增加到 10 次。

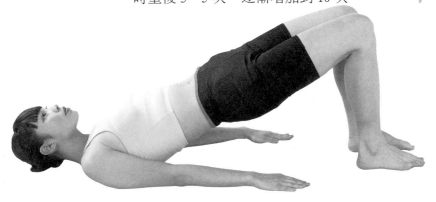

屈臂支撐

　　這也是彼拉提斯的一個經典練習。動作雖然看似簡單，但要想做得很到位，並保持較長時間，並不容易。

　　它能提供良好而全面的練習效果：令腹部緊實平坦；豎脊肌的加強使脊椎得到更好的保護；強壯背部，塑造背部線條，預防背部疼痛；改善臀部外觀；提高腿部力量，使你的雙腿結實有型；提高意識和呼吸的配合能力。

目　的

　　加強腹肌、豎脊肌（脊椎兩側的肌肉）、下背肌、臀肌、大腿肌、肩肌。

提　示

　　動作過程中，保持連續呼吸，收腹，臀部既不要向上翹起，也不要向下塌。把注意力集中在呼吸和腹部的感覺上，以減輕肩部的壓力。

預備姿勢

　　面朝下。屈肘，上、前臂成 90°夾角，前臂在地面做支撐，雙手在前，手指交叉握拳，頭與脊椎在一 條直線上。雙腿伸直，用腳前掌撐地。身體抬離地面，讓肩、臀、腳後跟在一條直線上。

　　儘量長時間的保持姿勢，進行深長呼吸。

　　開始時保持 3～5 次呼吸，逐漸增至 10 次。

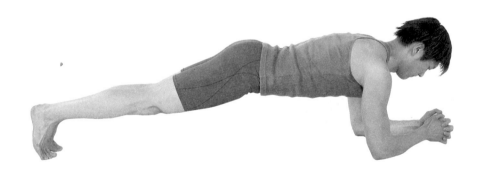

脊椎伸展

提高身體的柔韌性，拉長腿部線條；改善體態，使你的姿態舒展優雅

目 的

伸拉脊椎和位於大腿後側的股二頭肌。

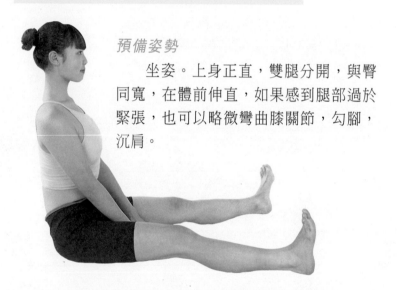

預備姿勢

坐姿。上身正直，雙腿分開，與臀同寬，在體前伸直，如果感到腿部過於緊張，也可以略微彎曲膝關節，勾腳，沉肩。

提 示

動作過程中，保持連續的呼吸。隨著每次呼吸，雙手的位置儘量往前放，加大伸展幅度。根據自己的能力去做，動作不要過於勉強和吃力。

Action 動 作

1 吸氣，向上延伸脊椎，雙手放在體前地面。

2 呼氣，低頭，下巴去觸胸部，儘量地向前伸展雙臂，背部微微弓起，使肋骨處在髖部或大腿上方。

3 吸氣，保持。

4 呼氣，逐漸地伸展脊椎，反捲起上身回到開始位置。

開始時做 3～5 次，逐漸增加到 10 次。

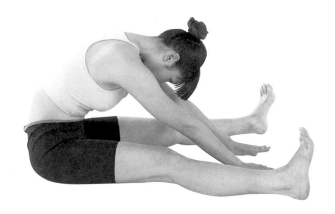

貓伸展式

伸展背部，令你擁有優雅的姿態

預備姿勢

    四肢著地。雙手分開同肩寬，位於肩關節正下方。雙膝分開同臀寬。頭、肩、脊椎成一條直線。

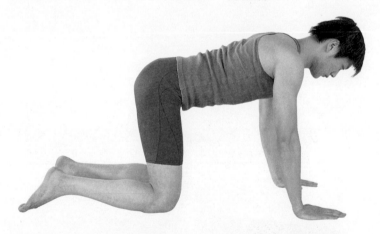

Action 動 作

1 吸氣，保持身體在正中位置。

2 呼氣，收縮腹肌，慢慢向上弓起脊椎，下巴去觸胸部。從頭到脊椎尾骨形成一個拱形。

3 吸氣，慢慢回到開始位置。
開始時做 3～5 次，逐漸增至 10 次。

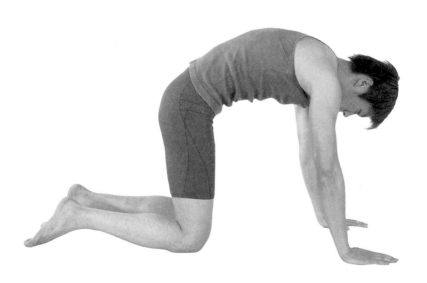

滾動式

增強身體平衡性，有利於保持穩定的姿勢

> **目 的**
> 按摩脊椎，加強腹肌，提高身體平衡能力。

預備姿勢

　　坐姿。屈膝，雙膝微分，上身稍向後傾，脊椎微微弓起，雙手抱住膝關節稍下的位置。雙腳抬離地面，用腳尖做支撐。下巴微收，眼睛注視膝關節。

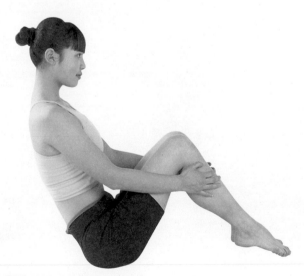

Action 動 作

1 吸氣，身體向後滾動。

2 呼氣，身體向前滾動，雙腳點地。
重複 3～5 次，逐漸增至 10 次。

提 示

做這個練習時，墊子要柔軟，以免堅硬的地面使脊椎感到疼痛或不舒服，妨礙動作流暢地前後滾動。

動作過程中，注意保持重心穩定，注意力集中，要感覺脊椎骨逐節地離開地面，逐節地接觸地面。

身體向後滾動時，不要滾到頸部接觸地面的程度，雙腳不要在頭上分開。

不要利用慣性滾動，避免雙腿參與用力。

提 高 級 練 習

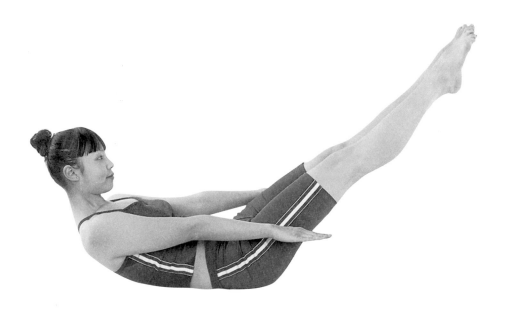

腹部上捲

令你擁有平坦堅實的腹部

目 的

加強腹直肌，伸展背部。

預備姿勢

仰臥。雙臂在頭頂上方伸直，置於地面，間距同肩寬，掌心向上。雙腿伸直，勾腳。身體保持正直。

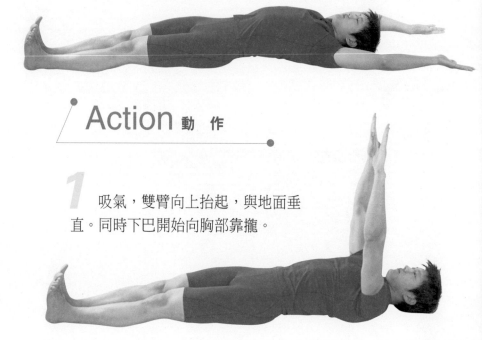

Action 動 作

1 吸氣，雙臂向上抬起，與地面垂直。同時下巴開始向胸部靠攏。

2 呼氣，頭、肩、背部
依次平穩地抬離地面，感覺
脊椎骨逐節地離開地面。儘量用手去夠
腳，胸部向膝關節靠近，下巴接觸胸
部。做到自己
的最大程度。
在動作的最頂
端，吸氣。

3 呼氣，身體往回捲，恢復為預備姿勢。感覺脊椎骨
逐節地放回地面。
　　開始時重複 3～5 次，逐漸增加到 8 次。

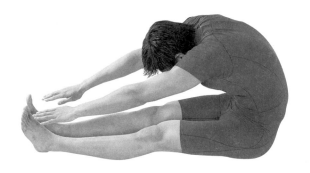

┌─────────────────────────────┐
　提　示
　　如果脊椎不能平穩地捲動，可屈
膝，讓腳後跟在地面做支撐。
└─────────────────────────────┘

一百次

目 的

加強腹部肌群，同時它也能鍛鍊到頸部、肩部、脊椎，並提高控制呼吸的能力。

預備姿勢

1.仰臥，雙腿伸直，繃腳尖。雙臂置於身體兩側，不要完全放鬆，掌心朝下。收腹。沉肩。

2.屈膝，兩小腿併攏抬起，與地面平行。

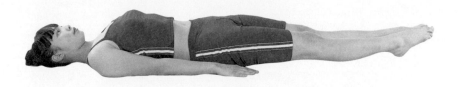

提 示

手臂上下拍打時，一定要配合呼吸。身體不要過多地離開地面，只要肩部離開地面就可。

動作過程中，注意保持收腹。如果感到頸部很累，不能堅持時，可把頭稍放低。注意用核心部位的力量穩定身體。

Action 動作

1 吸氣。

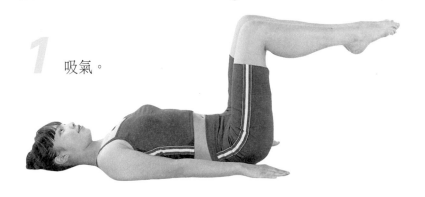

2 呼氣，雙腿慢慢伸直與地面成 45°，繃腳尖。同時頭和雙肩抬離地面，雙臂也伸直抬離地面，與肩平行。

雙臂在體側做上下拍打動作，拍打範圍不用太大。向下拍打時，手不要觸地。動作節奏為吸氣，拍打 5 下，呼氣，拍打 5 下。

開始時手臂上下拍打 20 次，以後隨著腹肌力量的加強，逐漸增加拍打次數，直到達到 100 次，但不要超過 100 次。

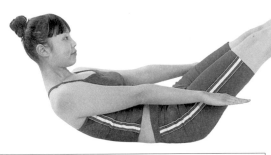

髖部畫圈

目 的

　　加強髖肌和腹橫肌力量，提高髖關節和下背肌的靈活性。

預備姿勢

　　1. 坐姿。脊椎保保持正直。雙臂分開放在身後，與地面成 45°角，指尖向後。身體稍向後傾，重心放在雙手和臀部。

　　2. 屈膝，雙膝向胸部靠攏，然後雙腿併攏向天花板方向伸直，繃腳尖。收緊腹肌和大腿內側肌肉。

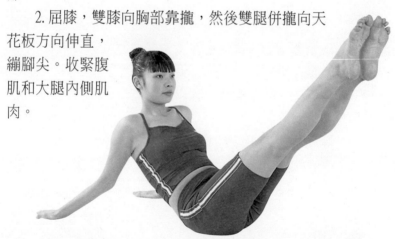

提 示

　　動作過程中，保持胸部打開和收腹，不要聳肩。

　　如果感覺腕關節或肩關節疼痛，請立即停止練習。

Action 動 作

1　吸氣。

2　呼氣，雙腿併攏向右開始畫圈，到地面。但不要接觸
地面。

3　吸氣，雙腿從低處繼續向天花板方向畫圈，到最高
點。儘量比大腿靠近胸部。重複畫圈動作。

4　呼氣，屈膝，
到預備姿勢。

5　向左側畫圈。
每個方向重複 3～5 圈，
逐漸增至 8 圈。

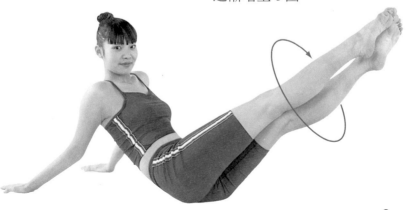

坐姿分腿

在提高平衡能力的同時，緊實腹部；拉長腿部線條

目 的

加強腹橫肌，伸拉股二頭肌。提高身體的平衡能力。

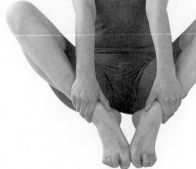

預備姿勢

坐在地板上，屈膝，雙膝分開，雙腳大腳趾相觸，繃腳尖，儘量使腳靠近腹股溝。雙手分別抓住同側的腳踝。上身保持正直。

提 示

形成姿勢後，保持背部平直。

開始時，你的腿可能不能伸得很直，可以稍微彎曲，或把手放在小腿上。

Action 動 作

1 吸氣。

2 呼氣，重心放在尾椎骨上，伸
直兩腿，呈「V」字形。

3 吸氣，保持。

4 呼氣，屈膝。回到開始姿勢。
開始時做 3～5 次，逐漸增至 8 次。

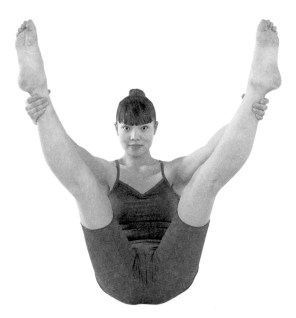

提 高 難 度

預備姿勢和動作 1、2、3 同上。

4 呼氣，雙腿併攏，伸展下背部。

5 吸氣，打開雙腿，脊椎向上延伸。
重複雙腿併攏、打開動作 3 次。

6 呼氣，屈膝回到開始姿勢。
此為完整的 1 次練習。

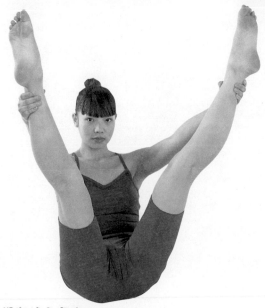

脊椎扭轉

這是個很好的放鬆練習，它還可以消除腰部脂肪，縮減腰圍

預備姿勢

坐姿。上身保持正直，向上延伸脊椎，沉肩，雙腿併攏向前伸直，繃腳尖或勾腳。雙臂從身體兩側抬起，與肩同高，掌心向下。

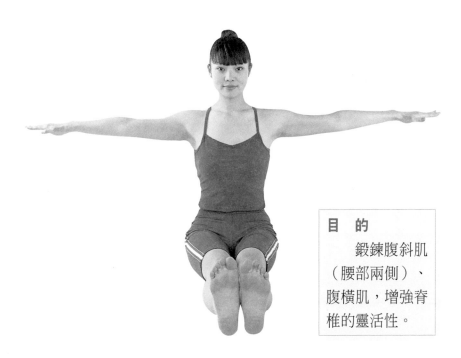

目　的
　　鍛鍊腹斜肌（腰部兩側）、腹橫肌，增強脊椎的靈活性。

Action 動 作

1 吸氣。

2 呼氣，用腹肌的收縮力慢慢把髖部以上的身體轉向右側，做到自己的最大限度。

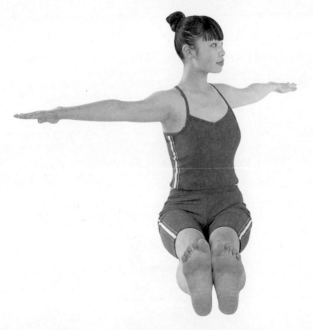

提　示
　　動作過程中，臀部不要離開地面。剛開始時，動作幅度不可過大，隨著練習的深入，可逐漸加大扭轉幅度。

3 吸氣，慢慢回到
開始位置。

4 呼氣，慢慢轉向
左側。

5 吸氣，回到開始姿勢。
左右交替轉動。
開始時做 3～5 次（左右各 1 次算 1 個動作）逐漸
增加到 8 次。

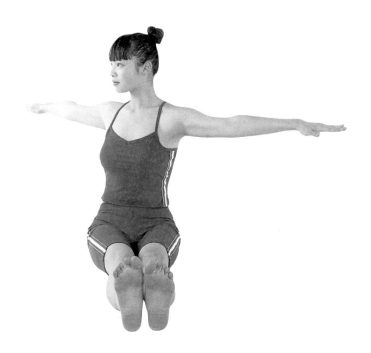

十字交叉

可消除腰部脂肪，縮減腰圍；緊實大腿肌肉

> **目 的**
> 　　加強腹斜肌，同時也能練到股四頭肌（大腿前側）。

預備姿勢

　　1. 仰臥。屈膝，小腿上抬，與地面平行，膝關節位於臀關節正上方，繃腳尖。雙手輕輕托住頸後耳側，手指分開。肘關節打開，分指身體兩側。

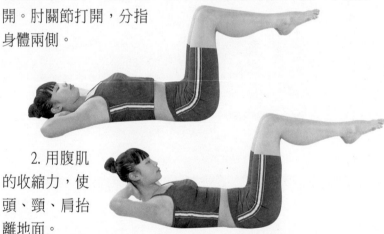

　　2. 用腹肌的收縮力，使頭、頸、肩抬離地面。

> **提 示**
> 　　動作過程中，保持雙肘打開，以減輕頸部的壓力；注意保持收腹；臀部固定不動。伸直的一側腿要與髖關節在一條直線上，不要向兩邊歪。

Action 動 作

1 吸氣。

2 呼氣，左腿伸直與地面成 45°角或略低，背部保持與地面完全接觸；同時，左肩轉向右膝，保持雙臂打開，左側肩關節進一步抬高一點。

3 吸氣，身體、雙腿回到預備姿勢 2 的位置。

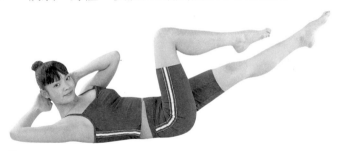

4 呼氣，換右腿重複動作；右腿伸直，右肩轉向左膝。左右側交替做動作。

開始時，重複做 3～5 次（左右各 1 次算 1 次動作），逐漸增加至 8 次。

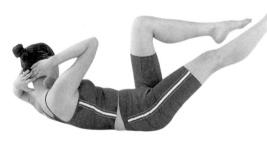

美人魚側彎

拉長身體側面線條；消除腰腹部脂肪，塑造背部線條，預防肩周疼痛；使手臂結實有型

目 的

加強腹斜肌、肩肌、臀肌，同時也能練到臀肌、腿肌。

預備姿勢

右側臀部著地坐在地上。膝關節彎曲，右腿位於左腿下方。左側膝關節彎曲角度略大於右側，使左側小腿位於右側小腿前。右手於體側支撐在地面，位於肩關節下方，手指指向身體外側方向。左手放在左大腿上，掌心向上。

提 示

動作過程中，保持收腹，身體重心穩定。

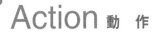

Action 動 作

1 吸氣，用力向左挺起身體，左臂向上伸直，與地面垂直。整個身體呈「T」字形。

2 呼氣，慢慢回到開始姿勢。重複做。

3 換另側做練習。每側重複 3～5 次，逐漸增至 8 次。

提 高 難 度

1.預備姿勢和動作 1，同上。

2.呼氣，轉動軀幹，使臉朝向地面，左臂放鬆垂下來。

3.吸氣。

4. 呼氣，回到開始姿勢。

單腿伸展

使髖關節和膝關節更加靈活；拉長腿部線條；緊實腹部。

預備姿勢

仰臥。雙膝抱於胸前，頭放在地上。

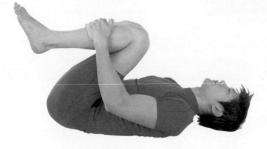

Action 動　作

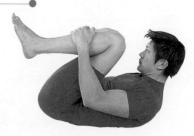

1 吸氣。

2 呼氣，頭與雙肩向上抬起，下巴去觸胸部。

3 吸氣，右手扶住右小腿前側靠近腳踝的位置，左手扶在右膝關節，儘量使腿向胸前靠。左腿同時伸直，放低，但不要觸地。

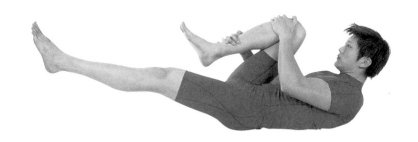

4 呼氣，左腿收回，兩手抱住左小腿，右腿伸直。

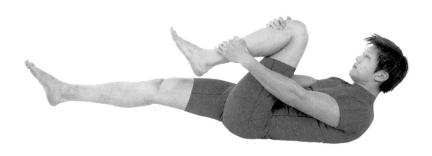

5 吸氣，雙膝抱於胸前，恢復為開始姿勢。
雙腿隨著一呼一吸交替做動作。
開始時做 3～5 次（左右各 1 次算 1 個動作），逐漸增加至 8 次。

雙腿伸展

這是一個難度較高，具有一定挑戰性的練習。只有腹肌練得非常強壯了，才能做好這個動作。它可令腹部緊實平坦；使肩關節堅固靈活，塑造肩部線條，預防肩周疼痛

目 的

加強腹肌，活動肩關節，提高身體的協調度。

預備姿勢

仰臥。雙膝抱於胸前，雙腿併攏，繃腳尖。

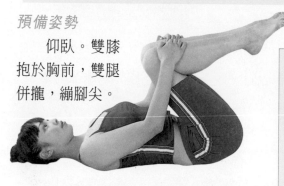

提 示

動作過程中，注意保持深長連續的呼吸。如果背部不能保持平直而弓起，可把腿的位置再抬高一點。

Action 動 作

1 吸氣。

2 呼氣，頭與雙肩抬離地面。雙臂平行前伸，置於身體兩側，掌心相對。同時雙腿繃直向上伸，繃腳尖。背部保持平直，收腹。

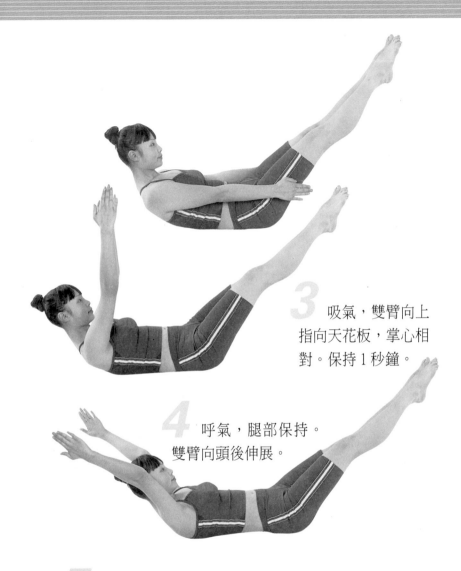

3 吸氣，雙臂向上
指向天花板，掌心相
對。保持 1 秒鐘。

4 呼氣，腿部保持。
雙臂向頭後伸展。

5 吸氣，回到雙膝抱於胸前的開始姿勢。
　開始時做 3～5 次，以後慢慢逐次增加練習次數，至
8 次。

燕子跳水式

塑造胸部、背部、肩部線條，預防背部、肩周疼痛；緊實腹部，令你的身姿更挺拔

目 的

加強背肌，提高背肌的控制能力。同時可以鍛鍊到脊椎、肩肌、腹肌及臀肌。

預備姿勢

俯臥。前額放在地板上或折疊的毛巾上。雙臂置於身體兩側，掌心朝上。繃腳尖。

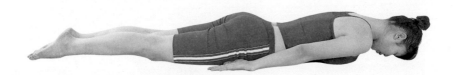

提 示

確定自己有足夠的力量和身體控制能力時，再做這個練習。

動作過程中，保持動作的平穩和連貫。

Action 動 作

1 吸氣，雙臂從身體兩側畫圈向前伸，並抬起，掌心向下；抬起頭和胸部，同時雙腿伸直抬離地面，繃腳尖。

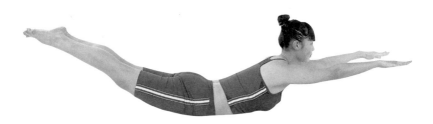

2 呼氣，身體向前「滾動」，雙腳儘量抬高，雙臂放低。

3 吸氣，身體向後「滾動」，雙臂儘量向上抬，雙腳放低。
開始時重複 3～5 次，逐漸增至 8 次。

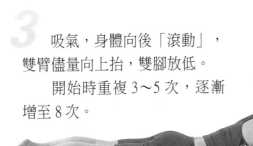

擺動式

美化胸部、背部線條，預防背部疼痛；提高身體的控制能力，令你的身姿挺拔

目　的
控制並伸拉身體前側，加強背部肌肉。

預備姿勢
俯臥。下巴點地。屈膝，雙腳壓向臀部上方，雙膝分開同肩寬，雙腳略微靠攏。雙手向後伸，分別抓住同側的腳外側。

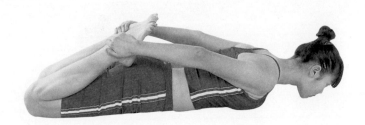

提　示
如果背部感覺壓力過大，請即停止練習。

動作過程中，保持雙肩打開並向後展，並注意保持收腹。

Action 動 作

1 吸氣。

2 呼氣，頭、肩、胸部抬離地面，雙手把雙腳向上拉。

3 吸氣，回到預備姿勢，開始時做 3～5 次，逐漸增至 8 次。

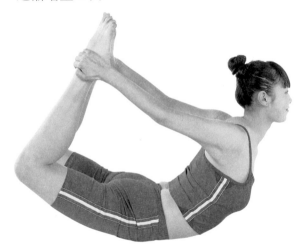

提 高 難 度

預備姿勢和動作 1、2 同上。

3.呼氣，身體向前「擺動」，胸部觸地。下巴不要觸地。

4.吸氣，身體儘量向後「擺動」，胸部擴展並離開地面。收緊臀肌。

游泳式

塑造肩部、背部線條，預防背部、肩周疼痛；美化臀部外觀；使雙臂、雙腿結實修長

目　的

加強背肌、臀肌、肩肌、腿肌。

預備姿勢

俯臥。額頭點地。雙腿伸直，雙腳分開，間距同臀寬。雙臂前伸，掌心朝下。

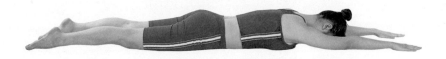

提　示

動作過程中，骨盆穩定地貼在地面，脊椎保持正直，肩部放鬆。

Action 動 作

1 吸氣，延伸
脊椎。

2 呼氣，雙臂、雙腿同時抬
離地面。雙臂與雙腿分別向指
尖和腳尖方向延伸。

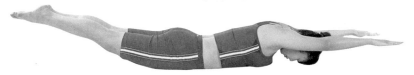

3 吸氣，右臂與左腿再向上扣高一點。

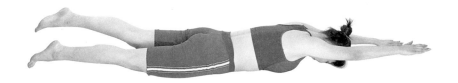

4 呼氣，右臂、左腿與左臂、右腿快速地交替做上下拍
打動作。
　　動作節奏為呼氣，拍打 5 下；吸氣，拍打 5 下。
　　開始時做 20 次，逐漸增至 40 次。

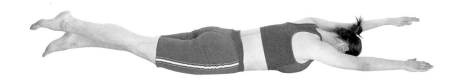

腿後伸

塑造背部、肩部線條、預防背部、肩周疼痛；緊實腹部；美化臀形；令雙腿結實有型

目 的

加強下背肌和肩肌，伸展髖關節。
同時也能練到腹肌、臀肌、腿肌。

預備姿勢

面朝下。直臂支撐身體，雙手間距同肩寬，位於肩關節正下方，指尖向前。雙腿在後伸直，腳趾撐地。身體成一直線，眼睛看地面。

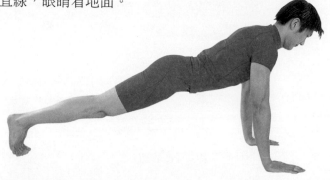

提 示

動作過程中，注意保持收腹，收臀，不要塌腰，讓腿、臀、軀幹、頭在一條直線上。

Action 動 作

1 吸氣，右腿向後上方伸直。
在動作的最頂端勾腳。

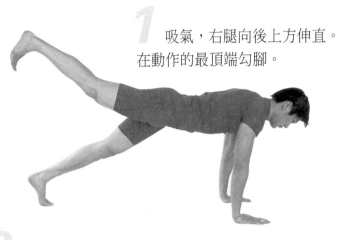

2 呼氣。放回地面。
微微點地後，重複動作。

3 換左腿做練習。
每側重複 3～5 次，逐漸增加至 8 次。

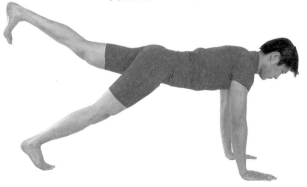

腿前伸

使雙腿、雙臂結實修長；改善臀形；強壯背部；緊實腹部

目　的

伸拉並加強股二頭肌，提高髖關節和肩關節的穩定性。同時能練到臀肌、腹肌、下背肌。

預備姿勢

坐姿。雙臂向後伸直，雙手撐地，與肩關節垂直，雙手間距同肩寬，指尖向後。兩腿伸直，兩腳蹬地，身體抬離地面。讓肩、臀、腳後跟在一條直線上，腳後跟著地，下巴微收。

提　示

動作過程中，保持收腹，身體重心穩定，不要塌腰，也不要縮頭、縮頸。

讓身體從頭到腳保持在一條直線上。

Action 動 作

1 吸氣，右腿向上抬起，「踢」向天花板方向，做到自己的最大程度。在動作的最頂端勾腳。

2 呼氣，慢慢放回地面。
微微點地後，重複上踢動作。

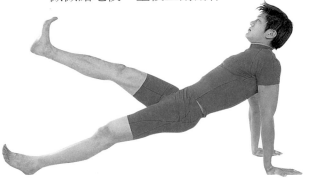

3 換左腿做練習。
開始時每側做 3～5 次，逐漸增至 8 次。

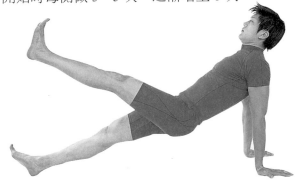

單腿後踢

使腿部、臀部結實有型；拉長腿部線條

目 的

　　加強股二頭肌、臀肌，伸拉並加強腹肌，伸拉位於大腿前側的股四頭肌。

預備姿勢

　　俯臥，雙腿伸直，繃腳尖。屈臂，肘關節位於肩關節正下方，掌心向下，按壓在地上。儘量把胸部向上抬起，讓頭、肩、背在一條直線上，髖部緊貼在地面上。

提 示

　　如果髖部不能保持在地面，或背部感覺緊張，可以把雙肘往身體前面移動一點位置，以減輕背部的壓力。

　　動作過程中，確保髖部貼在地面；用手掌的壓力保持身體的穩定；避免聳肩。

　　如果感覺背部的壓力過大，請停止練習。

Action 動 作

1 吸氣。

2 呼氣，屈膝，右腳向上抬起，快速地踢向臀部，踢兩次。踢完第 1 次時，把腳下放到離地面一半的位置，然後再踢向臀部。

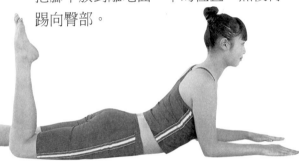

3 吸氣，放回地面。
重複做。

4 換左腿練習。
開始時每側做 3～5 次，逐漸增至 8 次。

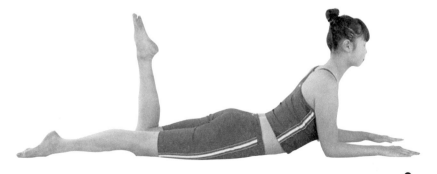

雙腿後踢

緊實臀部，改善臀部外觀；使雙腿結實修長；塑造背部線條，預防背部疼痛

目　的
加強臀肌、股二頭肌、背肌，擴展胸部。同時可以練到肩肌和臂肌。

預備姿勢
俯臥。頭轉向一側，放在地上。雙腿伸直，繃腳尖。雙手在背後互握，肘關節觸地。

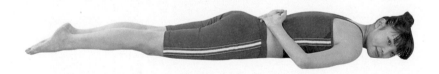

提　示
動作過程中，肩胛骨下沉，以拉長頸部。注意保持收縮臀肌。

如果感覺肩關節、頸部或下背部任何一個部位過於緊張，應減小動作幅度，或停止練習。

Action 動 作

1 吸氣。

2 呼氣，屈膝，雙腳抬起快速地向臀部踢 3 次。

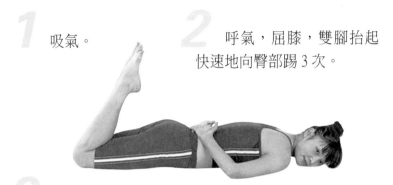

3 吸氣，兩腿伸直，儘量向上抬。同時，雙手互握向腳的方向拉伸。

4 呼氣，胸部儘量高的抬離地面，眼睛向上看。

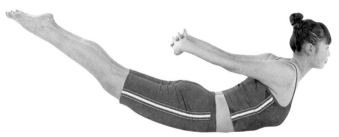

5 吸氣，回到開始姿勢，頭轉向另一側，放在地面。
開始時做 3～5 次，逐漸增至 8 次。

跪姿腿前踢

這個練習難度較大，但同時鍛鍊效果非常全面。它可美化臀形，使雙腿、雙臂結實有型；緊實腹部；強壯的下背部既可使你擁有漂亮的背部線條，又可預防背部疼痛。

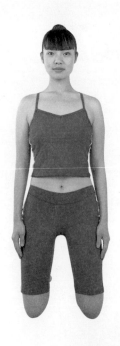

目　的

加強髖肌、臀肌，對腿肌、腹肌、臂肌、下背肌也有很好的鍛鍊效果。提高髖關節及全身的穩定性。

預備姿勢

1. 跪姿。雙膝分開同肩寬。雙臂放鬆地垂於身體兩側。

2. 用左臂支撐身體，左手位於左肩關節正下方。然後，伸直右腿，與地面平行，膝關節鎖定，繃腳尖。用右手輕輕扶住頭後側，右肘儘量向後展。胸部打開。收腹。

提　示

動作過程中，注意保持身體的穩定，不要前後晃動。

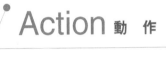

Action 動 作

1　吸氣，右腿快速地
向體前方向踢。

2　呼氣，右腿快速地
向體前方向踢。

3　吸氣，回到預
備姿勢 2。
　　　重複動作。

4　換另側練習。
　　開始時每側重複 3~5
次，逐漸增至 8 次。

肩部橋式

這個練習有助於放鬆身體、緩解疲勞和壓力,同時可美化臀部、腿部、腹部外形;強健背肌

預備姿勢

仰臥。屈膝,雙腳平行分開,與臀同寬。雙臂放鬆地置於身體兩側,掌心向下,收腹,沉肩撐。

目 的

伸拉髖關節,伸展下背肌。加強豎脊肌、腹肌、臀肌、股二頭肌。

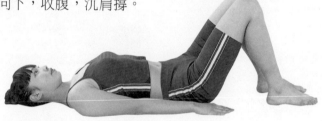

Action 動 作

1 吸氣。

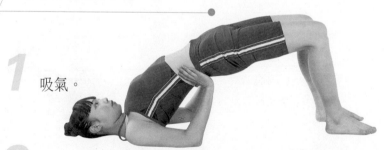

2 呼氣,慢慢地抬起臀部,雙手分別托住後腰兩側,雙肘彎曲,置於雙手下面,雙腳穩定地踩在地面上。

3 吸氣，保持。

5 吸氣，右腿快速地向頭部方向踢，到你自己的最大幅度。臀部保持固定不動。

4 呼氣，伸直右腿並抬起，與地面平行，繃腳尖。

提 示

注意不要猛然地抬起脊椎，上抬動作要緩慢地從骨盆開始，逐漸過渡到肚臍、肋骨，最後到達肩部。

動作過程中，保持身體的穩定和連續的呼吸，注意收腹。

6 呼氣，右腿繃緊慢慢下放，至與地面平行。
重複上踢動作 3 次。
臀部放回地面。

7 換左腿重複練習。
此為完整的 1 次練習。
開始時做 3 次，逐漸增加到 8 次。

康康式

預防背部疼痛；緊實腰腹部

目 的

活動下背部、髖關節

預備姿勢

坐在地上。身體後仰，手臂伸直，雙手在體後分開，放在地上，指尖向後。雙膝併攏彎曲，讓腳儘量靠近臀部，腳後跟抬起，腳尖繃起並觸地。

提 示

動作過程中，上半身保持固定不動。如果感到下背部的壓力太大，膝關節側倒的幅度不要太大。

注意隨著一呼一吸，逐漸加大動作幅度。

Action 動 作

1 吸氣。

2 呼氣，雙膝倒向身體右側，左側臀部離開地面。

3 吸氣，雙膝回到開始位置，左側臀部也回到地面。

4 呼氣，雙膝倒向身體左側。

5 吸氣，雙膝回到開始位置。
左右側交替做動作。
開始時，重複做 3～5 次（左右各1次算 1 次完整動作），逐漸增加至 8次。

康康伸展式

預防背部疼痛；緊實腰腹部；使雙腿結實有力；提高身體的穩定性。

目 的

協調並加強下背肌、髖肌、腹直肌。

預備姿勢

坐在地上，身體後仰，手臂伸直，雙手在體後分開，放在地上，指尖向後。雙膝併攏彎曲，讓腳儘量靠近臀部，腳後跟抬起，腳尖繃起並觸地。

提 示

動作過程中，保持兩臂伸直，背部平直。重複的次數以自己感覺舒服為準。

Action 動 作

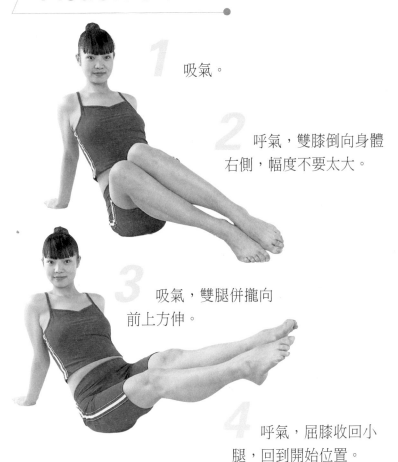

1 吸氣。

2 呼氣，雙膝倒向身體
右側，幅度不要太大。

3 吸氣，雙腿併攏向
前上方伸。

4 呼氣，屈膝收回小
腿，回到開始位置。

5 換左側做動作：兩膝倒向左側並向前上方伸。
左右側交替做動作。
開始時，重複做 3～5 次（左右各 1 次算 1 次完整動
作），逐漸增加至 8 次。

俯臥撑式

這是一個全身性的練習動作，身體的每一個部位都能得到鍛鍊，背部得到伸展放鬆。它令你的身體結實挺拔，身材出眾。

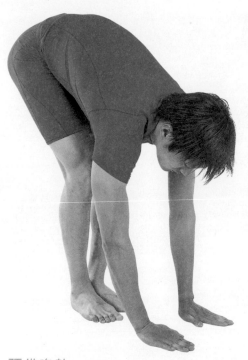

目 的
　　加強臂肌、胸肌、腹肌、背肌、臀肌、腿肌、頸肌、豎脊肌，放鬆並伸展背肌。

預備姿勢

1. 站姿。雙腳併攏。低頭，下巴去觸胸部。然後身體開始慢慢向前彎。膝關節稍屈，至雙手放在地板上。

2. 雙手交替向前「走」，直到身體從頭到腳成一直線，雙臂直臂支撐。如果需要，可屈膝，讓膝關節著地。

Action 動 作

1 吸氣，屈肘，身體慢慢下放，不要觸及地面。兩肘靠近身體兩側，收腹。

2 呼氣，直臂，抬起身體。重複身體下放和抬起動作 3 次。

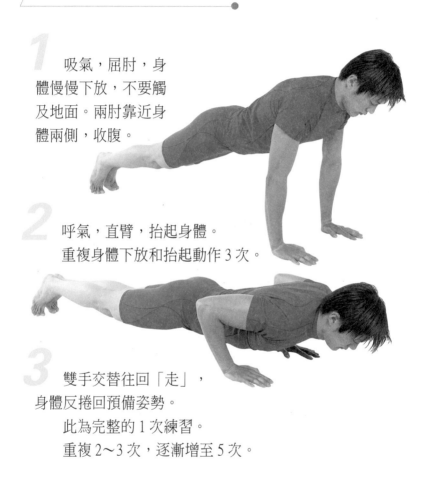

3 雙手交替往回「走」，身體反捲回預備姿勢。

此為完整的 1 次練習。

重複 2〜3 次，逐漸增至 5 次。

提 示

成俯臥撐姿勢後，不要塌腰、縮頸。身體反捲成直立姿勢時，注意動作不要過快，脊椎骨要逐節地往回捲。

拉鋸式

增強脊椎的靈活性，緊實腹部；提高肩關節的靈活性，塑造肩部線條，預防肩周疼痛；拉長腿部線條

目　的

伸拉、扭轉脊椎。同時可以練到腹肌、肩肌，伸拉股二頭肌。

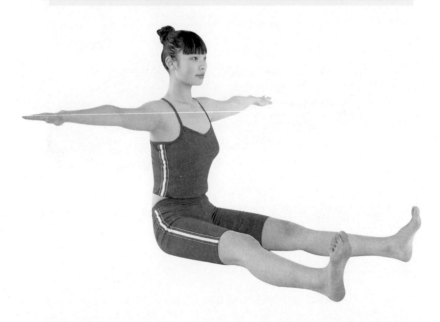

預備姿勢

坐姿。雙臂於體側展開，與地面平行，掌心向下，繃指尖。上身保持正直。雙腿分開，在體前伸直，勾腳。

Action 動 作

1 吸氣。

2 呼氣，向右側轉動軀幹，儘量用左手去觸右腳外側。

3 吸氣，回到開始位置。

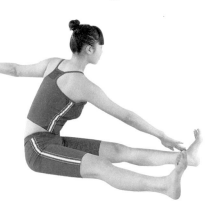

4 呼氣，向左側轉動軀幹，用右手去觸左腳外側。

兩側交替做。

開始時重複 3～5 次（左右各 1 次算 1 次完整動作），逐漸增至 8 次。

提 示

轉動軀幹時，胸部儘量向上打開，不要縮頭、縮頸。保持臀部緊緊壓在地面上。

如果你的手搆不到腳，沒關係，只要做到你的最大程度就可以了。

隨著每次呼吸，加大動作幅度。

貓伸展式

伸展背部，令你擁有優雅的姿態

目 的
加強脊椎的柔韌性和穩定性，放鬆背部。

預備姿勢

四肢著地。雙手分開同肩寬，位
於肩關節正下方。雙膝分開同臀寬。
頭、肩、脊椎成一條直線。

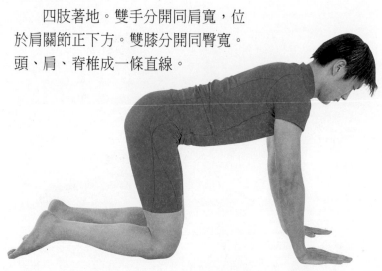

提 示
注意向上弓背的時候，
保持臀部和腿部穩定。

Action 動 作

1 吸氣，保持身體在正中位置。

2 呼氣，收縮腹肌，慢慢向上弓起脊椎，下巴儘量去觸胸部。從頭部到脊椎尾骨形成一個拱形。

3 吸氣，慢慢回到開始位置。
開始時做 3～5 次，逐漸增至 10 次。

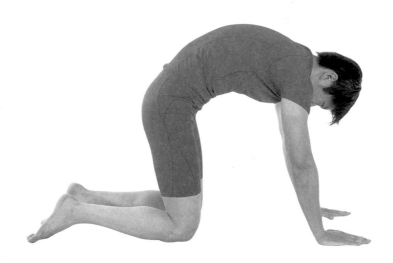

滾動式

增強身體平衡性，有利於保持穩定的姿勢

> **目 的**
> 按摩脊椎，加強腹肌，提高身體平衡能力。

預備姿勢

　　坐姿，屈膝，雙膝微分，上身稍向後傾，脊椎微微弓起，雙手抱住膝關節稍下的位置。雙腳抬離地面，用腳尖做支撐。下巴微收，眼睛注視膝關節。

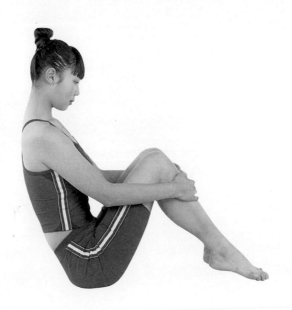

Action 動 作

1 吸氣，身體向
後滾動。

2 呼氣，身體向前
滾動，雙腳點地。
重複 3～5 次，
逐漸增至 10 次。

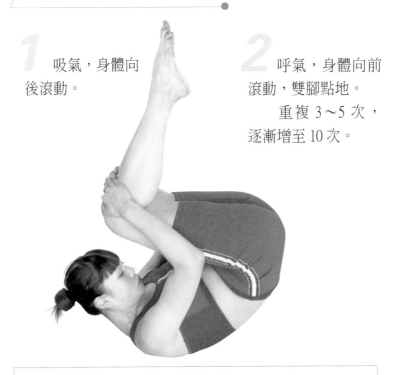

提 示

　　做這個練習時，墊子要柔軟，以免堅硬的地面使脊
椎感到疼痛或不舒服，妨礙動作流暢地前後滾動。

　　動作過程中，注意保持重心穩定，注意力集中，感
覺脊椎骨逐節地離開地面，逐節地接觸地面。

　　身體向後滾動時，不要滾到頸部接觸地面的程度，
雙腳不要在頭上分開。

　　不要利用慣性滾動，避免雙腿參與用力。

放　鬆

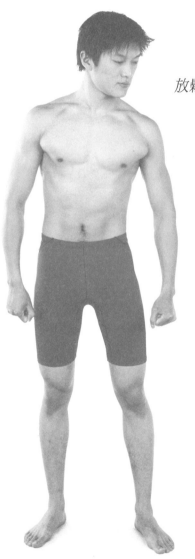

放鬆身心，伸拉主要肌肉群，
　讓身體回到正常的活動狀態。

與熱身一樣，放鬆也是任何運動項目不可或缺的重要環節。放鬆一般是做一些和緩的伸拉練習，使參與運動的主要肌肉群得到伸展和拉長。

　　伸拉練習主要有以下好處：

　　1. 使肌肉中的血流量加大，減少肌肉中的乳酸堆積，從而減少鍛鍊後肌肉的酸痛感，提高肌肉的彈性。

　　2. 加強全身的柔韌性，提高關節的靈活性。

　　3. 拉長肌纖維，使你的肌肉線條更修長。

　　4. 幫助身體慢慢回到正常的身體活動狀態。

　　由於彼拉提斯中的許多練習在加強目標肌肉群的同時，對它們已經進行了伸拉和伸展。所以，你可以利用慢走或散步來放鬆，也可以由以下提供的伸拉練習來放鬆。這些伸拉練習非常簡單，花費的 時間也不長。

　　按照以下順序做伸拉練習，保持建議的呼吸次數。請注意，伸拉時，不要震顫，靜止保持就可以了。仰臥時，下背部要與地面留有適當的空間。

呼 吸

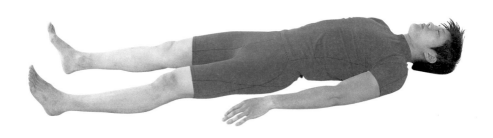

Action 動 作

　　仰臥。雙腿微分，雙臂放鬆地置於身體兩側。身體保持正直。眼睛微閉。進行深呼深吸，想像全身都在放鬆下來。

　　保持 2～3 次呼吸。

全身伸展

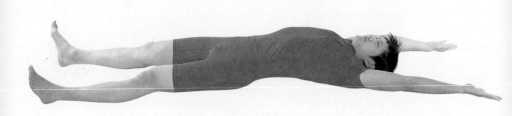

Action 動 作

　　仰臥。雙腿放鬆地伸直，雙臂置於頭
頂上方，身體保持正直。然後，就像伸懶
腰一樣，雙臂向上拉伸，雙腿向腳尖方向
拉伸，感覺你的胸部、腹部、脊椎、雙
臂、髖部、雙腿有伸拉感。

　　保持2～3次呼吸。

團 身

目 的

　　放鬆腹肌、脊椎、髖關節、下背肌，伸拉臀肌。

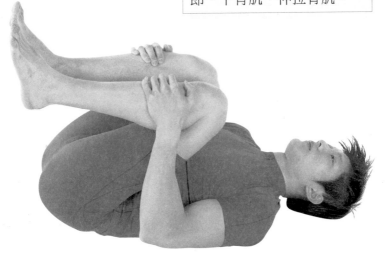

Action 動 作

　　仰臥。屈膝，雙手在胸前抱住膝關節。

　　保持 2～3 次呼吸。

股二頭肌伸拉

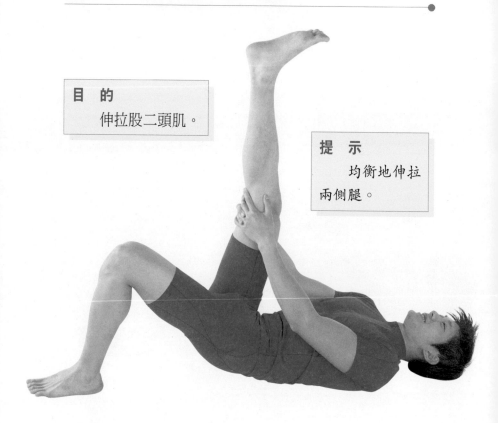

目 的
　　伸拉股二頭肌。

提 示
　　均衡地伸拉
兩側腿。

Action 動 作

　　仰臥,屈膝。一側腿向上舉起,
雙手扶住上舉腿的膝關節部位,並向
後輕輕拉動。在最頂端保持住。
　　每側腿保持 2～3 次呼吸。

股四頭肌伸拉

目 的
　伸拉股四頭肌。

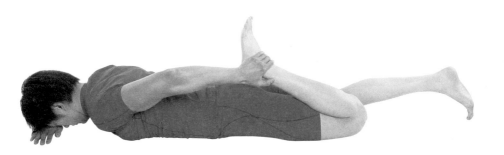

Action 動 作

　　俯臥，雙腿微分。右手放在額頭下。屈左膝，左手抓住左腳踝，輕輕地向臀部下壓。在最頂端保持住。換右腿做。

　　保持 2～3 次呼吸。

坐姿轉體

目　的
　　伸拉脊椎、腹肌、背肌。

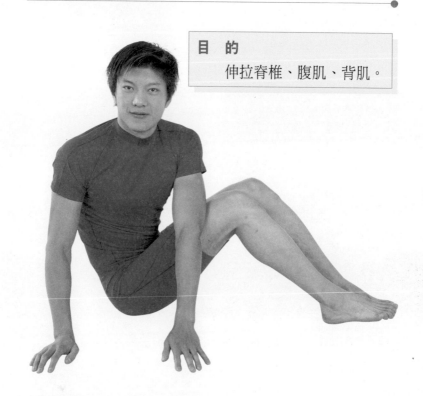

Action 動 作

　　坐姿。屈膝，雙臂放鬆地置於
身體兩側，上身保持正直。然後，
上身轉向身體右側，同時，左手也
放在身體的右側。換側做。
　　每側保持 2～3 次呼吸。

導引養生功 系列叢書

- ◎ **1.** 疏筋壯骨功
- ◎ **2.** 導引保健功
- ◎ **3.** 頤身九段錦
- ◎ **4.** 九九還童功
- ◎ **5.** 舒心平血功
- ◎ **6.** 益氣養肺功
- ◎ **7.** 養生太極扇
- ◎ **8.** 養生太極棒
- ◎ **9.** 導引養生形體詩韻
- ◎ **10.** 四十九式經絡動功

張廣德養生著作

每冊定價 350 元

全系列為彩色圖解附教學光碟

彩色圖解太極武術

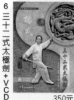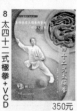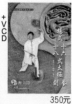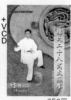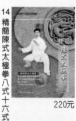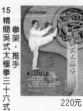
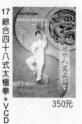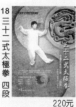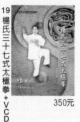
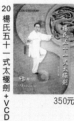

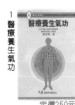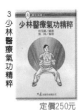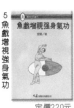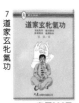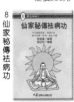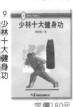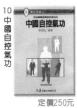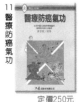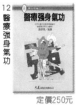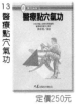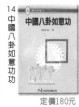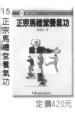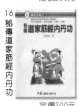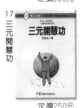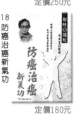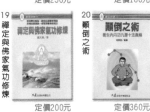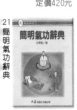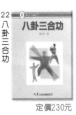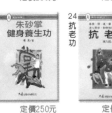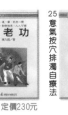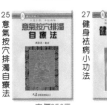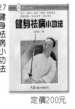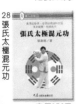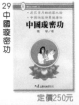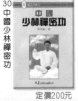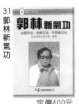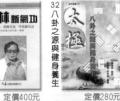

太 極 跤

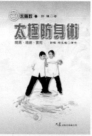

1 太極防身術

定價300元

2 擒拿術

定價280元

3 中國式摔角

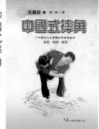

定價350元

簡化太極拳

1 陳式太極拳十三式

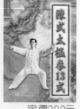

定價200元

2 楊式太極拳十三式

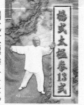

定價200元

3 吳式太極拳十三式

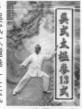

定價200元

4 武式太極拳十三式

定價200元

5 孫式太極拳十三式

定價200元

6 趙堡太極拳十三式

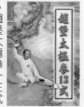

定價200元

傳統民俗療法 系列叢書

1 神奇刀療法
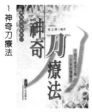
定價200元

2 神奇拍打療法
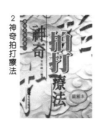
定價200元

3 神奇拔罐療法
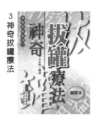
定價200元

4 神奇艾灸療法
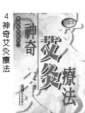
定價200元

5 神奇貼敷療法
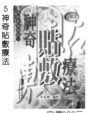
定價200元

6 神奇薰洗療法
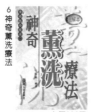
定價200元

7 神奇耳穴療法
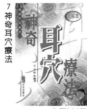
定價200元

8 神奇指針療法
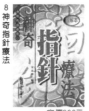
定價200元

9 神奇藥酒療法
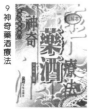
定價200元

10 神奇藥茶療法
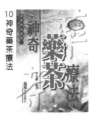
定價200元

11 神奇推拿療法
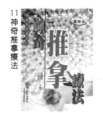
定價200元

12 神奇止痛療法
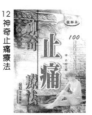
定價200元

13 神奇新穴療法
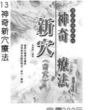
定價200元

13 神奇天然藥食物療法
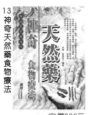
定價200元

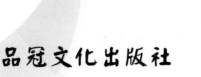

品冠文化出版社

常見病藥膳調養叢書

1 脂肪肝四季飲食
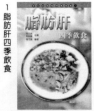
定價200元

2 高血壓四季飲食
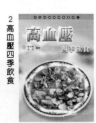
定價200元

3 慢性腎炎四季飲食
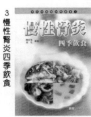
定價200元

4 高脂血症四季飲食
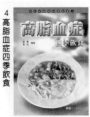
定價200元

5 慢性胃炎四季飲食
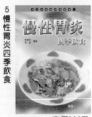
定價200元

6 糖尿病四季飲食
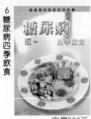
定價200元

7 癌症四季飲食
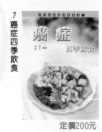
定價200元

8 痛風四季飲食
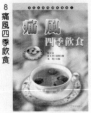
定價200元

9 肝炎四季飲食
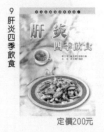
定價200元

10 肥胖症四季飲食
定價200元

11 膽囊炎、膽石症四季飲食
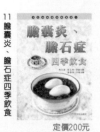
定價200元

品冠文化出版社

歡迎至本公司購買書籍

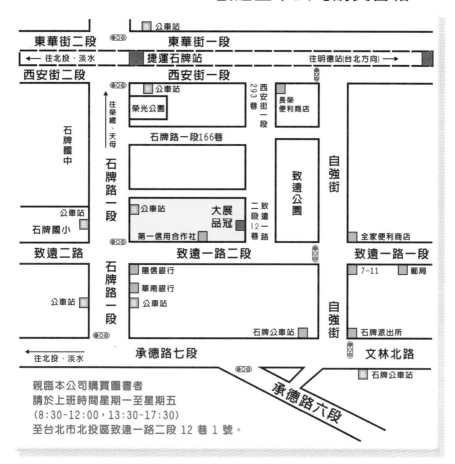

親臨本公司購買圖書者
請於上班時間星期一至星期五
(8:30~12:00，13:30~17:30)
至台北市北投區致遠一路二段 12 巷 1 號。

建議路線
　1.搭乘捷運
　　　淡水線石牌站下車，由出口出來後，左轉(石牌捷運站僅一個出口)，沿著捷運高架往台北方向走
(往明德站方向)，其街名為西安街，至西安街一段293巷進來(巷口有一公車站牌，站名為自強街口)，
本公司位於致遠公園對面。

　2.自行開車或騎車
　　　由承德路接石牌路，看到陽信銀行右轉，此條即為致遠一路二段，在遇到自強街(紅綠燈)前的巷
子左轉，即可看到本公司招牌。

國家圖書館出版品預行編目資料

彼拉提斯健身寶典／楊文萍　編著
——初版，——臺北市，大展，2006〔民 95〕
面；21 公分，——（快樂健美站；17）
ISBN　957-468-471-7（平裝）
1.運動與健康
411.71　　　　　　　　　　　　　　95008665

彼拉提斯健身寶典

SBN 957-468-471-5

編 著 者／楊文萍
責任編輯／盧　　靜
發 行 人／蔡森明
出 版 者／大展出版社有限公司
社　　址／台北市北投區（石牌）致遠一路 2 段 12 巷 1 號
電　　話／（02）28236031・28236033・28233123
傳　　眞／（02）28272069
郵政劃撥／01669551
網　　址／www.dah-jaan.com.tw
E－mail／service@dah-jaan.com.tw
登 記 證／局版臺業字第 2171 號
承 印 者／弼聖彩色印刷有限公司
裝　　訂／建鑫印刷裝訂有限公司
排 版 者／弘益電腦排版有限公司
授 權 者／北京人民體育出版社
初版 1 刷／2006 年（民 95 年）7 月

定　價／280 元

●本書若有破損、缺頁敬請寄回本社更換●

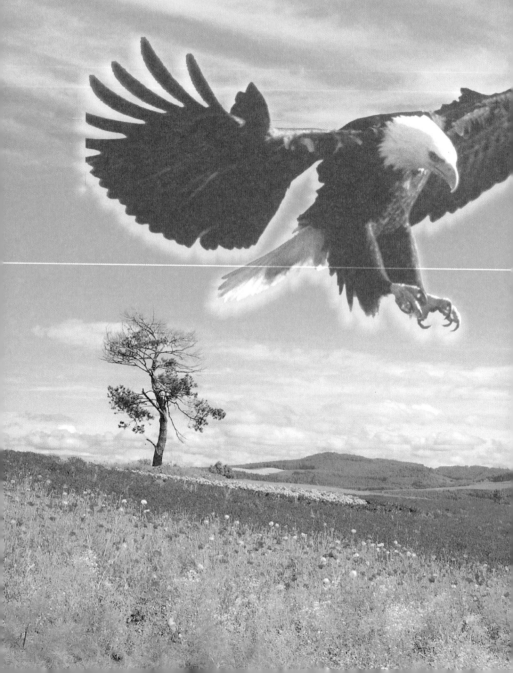

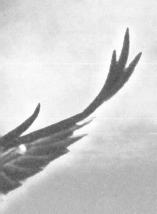